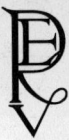

W0057653

rororo sport

Herausgegeben von Bernd Gottwald

Sabine Letuwnik / Jürgen Freiwald

Der Rückentrainer

Vorbeugen mit dem Aktivprogramm

Mit Fotos von Horst Lichte

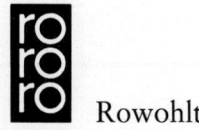

Rowohlt

Originalausgabe
Veröffentlicht im Rowohlt Taschenbuch Verlag GmbH,
Reinbek bei Hamburg, Oktober 1994
Copyright © 1994 by Rowohlt Taschenbuch Verlag GmbH,
Reinbek bei Hamburg
Umschlaggestaltung Peter Wippermann/Jürgen Kaffer
(Foto: Walter Fogel)
Satz Sabon PostScript, QuarkXPress 3.2 (Dolev 800)
Gesamtherstellung Clausen & Bosse, Leck
Printed in Germany
1690-ISBN 3 499 19413 9

Inhalt

Rund um Ihren Rücken

Teufelskreis Rückenschmerz

In den letzten Jahren hat das Thema Rückenschmerzen leider immer mehr an Bedeutung gewonnen. Tatsache ist, daß in Deutschland ca. 70 bis 80 % der Menschen im Laufe ihres Lebens über Rückenbeschwerden klagen. Mit diesen Rückenbeschwerden sind nicht nur Einschränkungen im persönlichen Wohlbefinden verbunden, sie führen ebenso zu Arbeitsausfällen, die eine hohe volkswirtschaftliche Bedeutung haben. Rückenschmerzen sind eine Volkskrankheit.

Woher kommen die Probleme? Diese Frage wird oft gestellt und ist trotzdem nicht leicht zu beantworten. Ein wesentlicher Faktor ist die Tatsache, daß die Wirbelsäule ursprünglich für eine vierfüßige Fortbewegung konstruiert war. Durch die Aufrichtung des Menschen ist die Wirbelsäule anders belastet – sie ist anfällig für Schmerzen. Tatsache ist außerdem, daß die Menschen zunehmend älter werden, sie müssen viel länger mit ihrer Wirbelsäule ‹auskommen›.

Eine wichtige Rolle bei der Entstehung von Rückenproblemen spielt auch der Umstand, daß sich durch die moderne Zivilisation die Arbeits- und Freizeitwelt grundlegend verändert hat. Das hat oft nicht nur positive Auswirkungen auf unsere (Wirbelsäulen-)Gesundheit. Die Divergenz zwischen unserer Anlage zur Bewegung und der Realität der ‹Nichtbewegung› war noch nie so groß wie heute.

Rückenschmerzen sind ein Zivilisationsproblem

Die moderne Welt zeichnet sich dadurch aus, daß dem Menschen jeder Weg und jede Last abgenommen wird. Durch die allgemeine Motorisierung bewegt sich der Mensch kaum noch. Beim Autofahren übernehmen

Servoaggregate jede körperliche Anstrengung. In Tiefgaragen kann man parken, mit wenigen Schritten ist man am Aufzug, der den Kunden fast direkt vor die Ladentheke transportiert. Diese Beispiele könnte man beliebig fortführen. Was als Fortschritt gedacht war, wird zum Fluch.

Auch die Arbeitsumwelt hat sich in den letzten Jahrzehnten verändert. Monotone Tätigkeiten, ob im Büro oder in der Fabrik, führen ebenso wie mangelnde Bewegung zu Über- und Fehlbelastungen des Halte- und Bewegungsapparates. In vielen Berufen sitzt man den ganzen Tag, und oft ist die sitzende Haltung mit einseitigen Tätigkeiten wie z. B. Bildschirmarbeit kombiniert. Die Gelenke der Wirbelsäule befinden sich über Stunden in einer Fehlstellung. Die Bandscheibe wird falsch belastet, einzelne Muskeln werden überlastet, andere werden gar nicht belastet. Die Muskulatur ermüdet, besonders spürbar im Hals-, Nacken- und Lendenwirbelsäulenbereich. Die Schultern fallen mit zunehmender Belastungsdauer nach vorn und unten, der Schulter-Nackenbereich beginnt zu schmerzen. Man versucht im wahrsten Sinne des Wortes, «krampfhaft» den Schultergürtel in einer normalen Position zu halten; dabei verspannt die Muskulatur noch mehr, die Verspannungen wiederum lösen verstärkte Schmerzen aus. So entsteht ein Teufelskreis.

Abb. 1: Teufelskreis Rückenschmerzen. Einfluß körperlicher Bewegung bzw. fehlender Bewegung

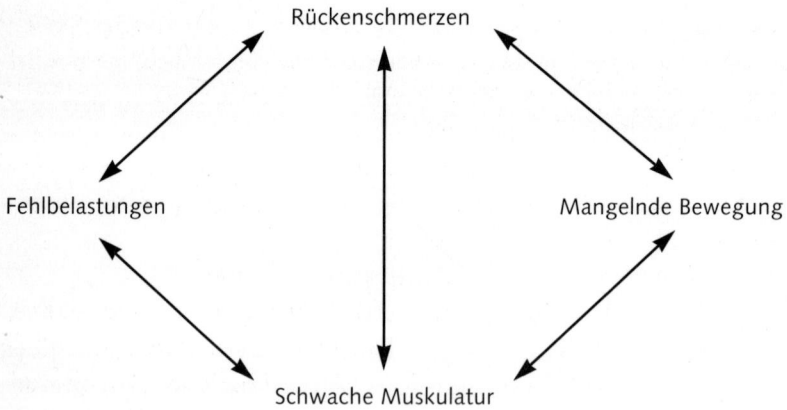

8

In anderen Berufszweigen, besonders im industriellen (z. B. Industriearbeiter) und im Dienstleistungsbereich (z. B. Friseuse), sind die Arbeitsabläufe weniger vom Mangel an Bewegung, sondern von monotonen, sich ständig wiederholenden Abläufen gekennzeichnet. Einseitige Belastungen führen hier zu einseitigen Überlastungen. Streß für Körper und Seele entsteht.

Statt nach der Arbeit den Bewegungsmangel bzw. die einseitigen Belastungen auszugleichen, lassen sich die meisten Menschen bei Snacks und Süßigkeiten in weiche Sessel fallen. Die ‹Erholung› wird so zur weiteren Belastung.

Immer mehr Institutionen und Einrichtungen haben sich mit dem Problem Rückenschmerzen befaßt. Mittlerweile werden von Krankenkassen, Volkshochschulen, Fitneß-Centern, Krankengymnasten, Sporttherapeuten, Ärzten und anderen Anbietern Rückenschulkurse und Kurse für Wirbelsäulengymnastik angeboten. Sosehr die Initiativen zu begrüßen sind, sowenig sind sie für alle Betroffenen nutzbar. Das Angebot der Rückenschulen und der Wirbelsäulengymnastik ist (noch) nicht flächendeckend. Vielen Menschen fehlt die Zeit, die entsprechenden Angebote zu nutzen. Man kann aber selbst eine Menge tun. An erster Stelle steht die Schulung der Haltung und die gezielte Bewegung. Die Entwicklung einer guten Haltung ist an zwei Voraussetzungen geknüpft. Erstens müssen Sie wissen, was eine gute Haltung ist und welche Bedeutung sie für Ihre Rückengesundheit hat. Zweitens müssen Sie die muskulären Voraussetzungen schaffen, um aktiv eine gute Haltung einnehmen und aufrechterhalten zu können. Beides können Sie mit den Übungen des «Rückentrainers» schaffen.

Mangelnde und einseitige Bewegung ist die Hauptursache für Rückenschmerzen. Gezielte Bewegung ist die beste Vorbeugung gegen Rückenschmerzen.

Gezielte Übungen, wie sie mit dem «Rückentrainer» angeboten werden, sollen die Muskulatur, speziell die Rumpfmuskulatur, kräftigen. Menschen mit gut ausgebildeter Muskulatur leiden weniger häufig an Rückenschmerzen. Keine anderen Maßnahmen, ob Massage, Fango oder andere

9

passive Anwendungen, haben mittel- und langfristig einen besseren Erfolg. Es ist bekannt, daß Sportler nicht unbedingt weniger abgenutzte (degenerativ veränderte) Rücken haben. Aufgrund der besseren Muskulatur haben sie jedoch bedeutend weniger Beschwerden als Menschen, die bei gleichen Abnutzungserscheinungen keine gut ausgebildete Muskulatur haben.

Diese Kenntnisse sollten Ihnen ausreichend Gründe liefern, etwas für sich selbst und Ihre Rückengesundheit zu tun. Der Rückentrainer bietet Ihnen die Möglichkeit, zu Hause ein ausgleichendes und vorbeugendes Übungsprogramm durchzuführen. Er kann Ihnen auch dann helfen, wenn Sie schon unter Rückenschmerzen leiden. Sobald der Arzt andere Erkrankungen ausgeschlossen hat und Ihnen grünes Licht für ein Übungsprogramm gibt, sollten Sie beginnen.

Vorbeugen mit dem Rückentrainer

Man unterscheidet verschiedene Stadien der Vorbeugung (Prävention):
- Bei der **primären Prävention** liegt keine erkennbare Schädigung der Wirbelsäule vor. Das Trainerprogramm wird zur Verhinderung möglicher Schädigungen und Beschwerden durchgeführt. Denken Sie daran: Der bedeutsamste Risikofaktor für Rückenschmerzen ist zu wenig oder zu einseitige Bewegung!
- Bei der **sekundären Prävention** liegen erste Risikofaktoren, Schädigungen und möglicherweise erste Beschwerden vor. Für Menschen mit bestimmten Risikofaktoren und ersten Beschwerden kann der «Rückentrainer» eine echte Hilfe für einen schmerzfreien Alltag sein. Bei konsequentem Üben verschwinden Ihre Rückenschmerzen meist innerhalb weniger Wochen.
- Bei der **tertiären Prävention** liegen schon Schädigungen vor. Die Schäden haben zu schmerzhaften Erfahrungen geführt. Die Übungen des Rückentrainers vermeiden weitere Schädigungen und stabilisieren und verbessern den augenblicklichen Gesundheitszustand.

Sie erkennen, daß Ihnen der Rückentrainer viel Hilfe bieten kann, ob als Heimprogramm zur Vorbeugung von Rückenschmerzen oder gegen schon bestehende Beschwerden. Mit seinen ausgewogenen und schonenden

Übungen bietet das Programm Ihnen einen leicht umsetzbaren Ausgleich an. Das Motto dieses Buches soll sein: **Bewegung ist Leben**. Dazu trägt ein gesunder, beweglicher und kräftiger Rücken einiges bei.

Die Wirbelsäule

Damit Sie die Entstehung von Rückenschmerzen und Ihre Möglichkeiten der positiven Beeinflussung besser verstehen, möchten wir einen kleinen Ausflug in den Aufbau der Wirbelsäule machen.

Die Wirbelsäule besteht aus 24 Wirbeln mit jeweils einer Bandscheibe zwischen den Wirbeln. Die Wirbel bilden einen Wirbelbogen aus, der das Rückenmark umgibt und schützt. Nach hinten bilden die Wirbel einen Dornfortsatz, zur Seite je einen Querfortsatz aus. Sie bilden Hebel, die für den kräftigen Muskel- und Bandapparat einen guten Ansatz bilden.

Die Wirbelsäule ist doppel-S-förmig gekrümmt. Dies ist für ihre normale Funktion von entscheidender Bedeutung, denn die Krümmungen sorgen für die Dämpfung der Belastungen. Ob Sie gehen, laufen, hüpfen oder Gewichte tragen – wenn die doppel-S-förmige Form der Wirbelsäule (aktiv) aufrecht gehalten wird, sind die Belastungen für Ihren Rücken weit geringer, als wenn Sie dies bei krummem Rücken tun.

Ob im Alltag oder beim Sport: Behalten Sie die Doppel-S-Form der Wirbelsäule bei allen Belastungen bei, indem Sie eine gerade und aufrechte Haltung erlernen.

Abb. 2: Doppel-S-Form der Wirbelsäule. Am häufigsten sind Beschwerden in der Lendenwirbelsäule (62 %) und der Halswirbelsäule (36 %), während Beschwerden der Brustwirbelsäule seltener vorkommen (2 %). Angaben aus Krämer 1986, 13.

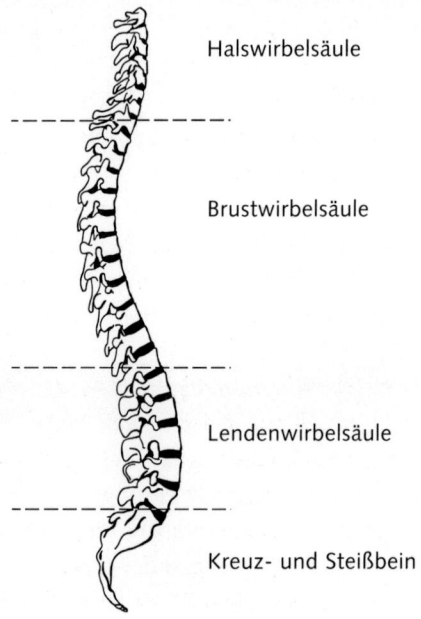

Halswirbelsäule

Brustwirbelsäule

Lendenwirbelsäule

Kreuz- und Steißbein

Die Wirbelsäule besteht aus vielen einzelnen **Bewegungssegmenten**. Zu einem Bewegungssegment der Wirbelsäule gehören die knöchernen Wirbelkörper, die Bandscheiben, die kleinen Wirbelgelenke und die zugehörigen Kapseln, Bänder und Nerven.

Zwischen den Wirbeln liegen die Bandscheiben, sie bestehen aus Knorpelgewebe, wobei ein Faserring den inneren Anteil umhüllt.

Der äußere Faserring bildet den größten Teil der Bandscheibe. Der innere Anteil (Bandscheibenkern) besteht aus einer gallertartigen Masse und hat die permanente Tendenz, sich nach außen auszubreiten, wird jedoch bei gesunder Bandscheibe durch den äußeren Faserring und die oben und unten begrenzenden Wirbelkörper daran gehindert. Die Bandscheibe dämpft Stöße und ermöglicht die Bewegungen der Wirbelkörper gegen- und miteinander.

Die Führung der Bewegung wird sowohl von den kleinen Wirbelgelenken als auch den Kapsel- und Bandstrukturen mitbestimmt. Das Zusammenspiel von innerer Masse zum äußeren Faserring ergibt ein System, das geeignet ist, alle alltäglichen und sportlichen Belastungen optimal zu tolerieren. Ist die Bandscheibe gesund, ist sie fast unzerstörbar, erst wenn der äußere Faserring geschädigt ist, sind Schäden möglich.

Was die Wirbelsäule nicht gerne mag, ist starkes Kippen der Wirbelkörper. Besonders gefährdend für den Rücken ist eine Verkippung der Wirbelkörper mit einer gleichzeitigen Verdrehung der Wirbelsäule.

Bei einer starken **Vorwärtsneigung** (Bücken) nähern sich die vorderen Kanten der Wirbelkörper einander an und treiben die Bandscheibe und den Bandscheibenkern nach hinten (vgl. Abb. 3). Ein gesunder Rücken, eine gesunde Bandscheibe vertragen eine solche Belastung. Kommen hohe axiale Lasten hinzu, wie z. B. das gleichzeitige Heben schwerer Lasten, und ist die Bandscheibe vorgeschädigt, dann kann der Druck zu stark werden. Die Bandscheibe wird dadurch auf Dauer spröde. Anfangs merken Sie das gar nicht. Die Gefahr wird größer, daß der Kern der Bandscheibe mit seinem Ausdehnungsdruck seinen zentralen Platz inmitten der Bandscheibe verläßt. Irgendwann, meist bei einer geringen Belastung, passiert es: Die gallertartige Masse wird herausgepreßt und drückt schmerzhaft auf die umgebenden Nerven. Sie denken gar nicht mehr an das oftmalige falsche Heben und die ständigen Fehl- und Überbelastungen. Sie spüren einen einschießenden Schmerz, er kann in die Arme (Halswirbelsäule) oder über das Gesäß in die Beine ausstrahlen (Hexenschuß, Lendenwirbelsäule), und fragen sich in einem solchem Moment, warum das bei einer so geringen Belastung passieren kann.

Im Laufe der Jahre summieren sich viele kleine Fehl- und Überbelastungen. Scheinbar plötzlich sind die Rückenschmerzen da.

Ebensowenig wie die extreme Vorwärtsneigung mag der Rücken eine extreme **Rückwärtsneigung**. Forciertes Rückwärtsneigen ins Hohlkreuz bewirkt ein Zusammenpressen der kleinen Wirbelgelenke (vgl. Abb. 3), die Bandscheibe wird im Gegensatz zur Vorwärtsneigung nach vorne gedrückt. Die vorderen Strukturen der Wirbelsäule sind aber stabiler als die hinteren Strukturen, und eine gesunde Bandscheibe verträgt auch diese Belastung. Die kleinen Wirbelgelenke reagieren jedoch äußerst sensibel. Schmerzen der kleinen Wirbelgelenke sind immer lokal, Sie spüren sie am Punkt der Entstehung, sie strahlen nicht in Arme oder Beine aus.

Die Konsequenz aus den anatomischen Voraussetzungen ist, daß Sie bei allen Übungen des Rückentrainers darauf achten sollten, daß sie in einer aufrechten Haltung ausgeführt werden. Sie kräftigen so Ihre Muskulatur, ohne Ihre Wirbelsäule (zusätzlich) zu belasten.

Abb. 3: Wirbel von der Seite gesehen.

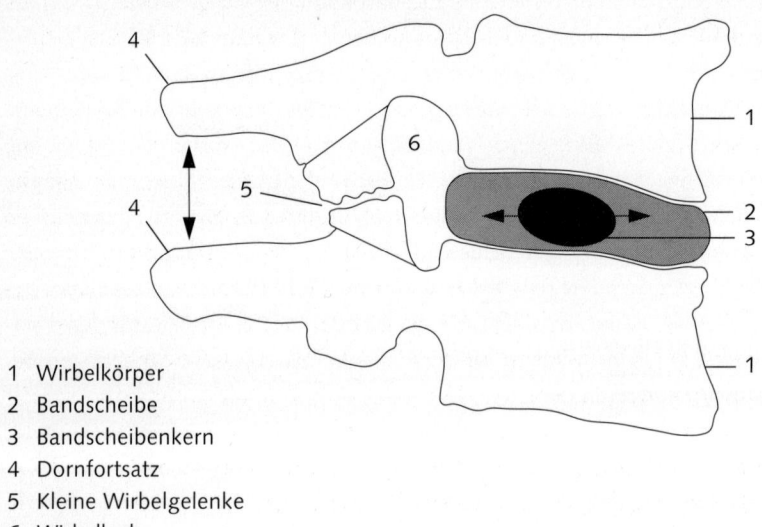

1 Wirbelkörper
2 Bandscheibe
3 Bandscheibenkern
4 Dornfortsatz
5 Kleine Wirbelgelenke
6 Wirbelloch

Die Muskulatur

Bewegung findet nicht von alleine statt, Bewegung ist aktiv. Das ist wohl jedem klar. Weniger bewußt ist jedoch die Tatsache, daß auch die Haltung ein aktiver Prozeß ist. Ob Sie gehen, stehen oder sitzen – für eine aufrechte Haltung sind Ihre Muskeln verantwortlich. Ohne Muskelanspannung würde die Wirbelsäule in sich zusammenfallen.

Sind Ihre Muskeln zu schwach, sind sie zu wenig dehnbar, dann bekommen Sie Rückenschmerzen. Stellen Sie sich ein Schiff vor: Die Wirbelsäule ist der Schiffsmast, ihre Rumpfmuskulatur verspannt diesen Mast; er wird in der korrekten Position gehalten und kann nicht vorwärts, rückwärts oder zur Seite kippen.

Ihre Muskulatur muß so gut entwickelt sein, daß Sie Ihre Wirbelsäule jederzeit aktiv kontrollieren können wie die Abspannung den Schiffsmast.

Ihre Muskulatur muß kräftig sein, um höhere Anforderungen ohne Funktionsverlust zu tolerieren, und sie muß ausdauernd sein, um die stabilisierende Verspannung der Wirbelsäule über den gesamten Tag garantieren zu können. Ein schlechter Zustand der Muskulatur äußert sich nicht nur in verminderter Kraft, er zeigt sich ebenso in der mangelnden Fähigkeit, den Anforderungen des Alltags über den gesamten Tag zu genügen. Schmerzhafte Verspannungen sind die Folge. In den Bereichen schmerzhaft verspannter Muskulatur sind die Versorgung mit Nährstoffen und der Abtransport von Abfallstoffen aus den Geweben behindert. Die Folge ist, daß die Verspannungen und Schmerzen noch weiter zunehmen. Die Haltung wird zunehmend schlechter, Abnutzungserscheinungen sind Tür und Tor geöffnet. An dieser Stelle greift das Programm des Rückentrainers positiv ein. Sie trainieren gezielt Ihre haltungsgarantierenden Muskelgruppen. Sowohl die Muskelkraft als auch die Ausdauer verbessern sich. Die Gewebe werden gut durchblutet, die Bandscheiben besser durchsaftet.

Zu schwache und zu wenig ausdauernde Muskulatur führt zu Rückenschmerzen.

Die Bandscheibe hat keine Blutgefäße, sie wird dadurch ernährt, daß Nährstoffe durch Diffusion eindringen. Auf dem gleichen Wege erfolgt der aktive Abtransport der Stoffwechselzwischen- und Abfallprodukte. Diffusion bedeutet das aktive Ein- und Auswalken der Nähr- und Abfallstoffe über die Oberfläche der Bandscheiben. Dieser Vorgang ist nur durch Bewegung in Gang zu setzen und aufrechtzuerhalten. Er ist vergleichbar mit dem Ein- und Auspressen von Flüssigkeit aus einem Schwamm.

Ohne Bewegung ist keine ausreichende Ernährung der Bandscheiben gewährleistet.

Da die Bandscheiben zwischen den knöchernen Wirbelkörpern liegen, sind von einem Bewegungsmangel auch immer die knöchernen Anteile mitbetroffen. Ebenso wie die knorpeligen Bandscheiben sind auch die knöchernen Strukturen auf eine ausreichende Bewegung angewiesen. Knochen passen sich ebenso wie die knorpeligen Bandscheiben an Bewegungsreize an. Leider gilt das auch für das Ausbleiben ausreichender Bewegungsreize. Wer (ständig) rastet, dessen Knochen verlieren doppelt an Substanz. Im fortgeschrittenen Stadium werden sie zunehmend brüchig und verformen sich. In Kombination mit weiteren Risikofaktoren (Erbanlage, Umwelt, Ernährung, Wechseljahre, Medikamente, Alkohol, Nikotin u. a.) kann sich der Knochenbau grundlegend verändern. Die Kochen verlieren an Mineralstoffen und an Festigkeit. In späteren Stadien sind Schmerzen die Folge. Man nennt diese Veränderungen Osteoporose, besonders Frauen sind davon betroffen.

Nun ist klar, wieso die Wirbelsäule, speziell die Bandscheiben, zum Erhalt ihrer Funktion auf Bewegung angewiesen ist. Einen großen Teil der Risikofaktoren können Sie im positiven Sinne durch den «Rückentrainer» beeinflussen.

Beugen Sie vor!

Alle Strukturen, die zum Bewegungssegment gehören, sind von Nerven durchzogen. Eine Ausnahme macht hier nur die Bandscheibe. In ihr gibt es keine Nervenendigungen. Wenn die Bandscheibe ihre angestammte Position verläßt, dann werden die umgebenden Nerven gereizt. Schmerzen sind die Folge. Nicht die Bandscheiben tun Ihnen weh, sondern die umliegenden Strukturen melden den Schmerz.

Bei unklaren Rückenbeschwerden immer erst zum Arzt!

Rückenschmerzen können auch andere Ursachen haben. Die Kompression der kleinen Wirbelgelenke ist recht häufig, typische Ursachen sind auch erste Abnutzungen der Wirbelsäule, die durch ständig falsche Haltung und mangelnde Bewegung verursacht werden.

Vom Arzt sind natürlich weitere Grunderkrankungen zu bedenken. Deshalb unser Rat: Bei unklaren Beschwerden zuerst zum Arzt – und dann mit dem Rückentraining beginnen.

Die meisten Rückenbeschwerden haben ihre Ursachen im Bewegungsmangel. Ebenfalls von Bedeutung sind eine schlechte Haltung sowie falsche Arbeits- und Hebetechniken. Auch seelische Faktoren (Streß), falsche Ernährung und weitere Faktoren können Rückenbeschwerden auslösen.

Wenn Sie mit Rückenbeschwerden zum Arzt gehen, ist die häufigte Diagnose die «degenerative Veränderung» der Wirbelsäule. Degenerative Veränderungen bezeichnen die Tatsache, daß sich Ihre Wirbelsäule vom Kindesalter an bis zum hohen Alter hin abnutzt. Das ist ein an sich ganz normaler Vorgang. Die Wirbelsäule eines Menschen im mittleren und höheren Alter ist nicht mit der Wirbelsäule eines jungen Menschen vergleichbar. Für den Arzt ist es äußerst schwierig, die genaue Grenze zwischen der normalen altersgemäßen (physiologischen) und der krankhaften (pathologischen) Abnutzung zu bestimmen. Die meisten Menschen denken, wenn sie vom Arzt das Wort «Abnutzung» hören, daß eine zu hohe Belastung an der Abnutzung schuld sei. Das ist jedoch nur in den wenigsten Fällen zutreffend. Eine geringe, jedoch ständig falsche Beanspruchung kann ebenso zur Abnutzung der Wirbelsäule führen (vgl. Abb. 1).

Alle Körpergewebe befinden sich in einem ständigen Ab-, Auf- und Umbau, und der Mensch kann verbrauchte Materialien wieder ergänzen und aufbauen. Das betrifft die Muskulatur, das Knochengewebe, die Kapseln und Bänder und die Bandscheiben. Dieser Prozeß ist allerdings sehr stark abhängig von den Anforderungen, die an uns gestellt werden. Schauen Sie sich z. B. Kraftsportler (Bodybuilder) an. Das ständige Krafttraining bildet die Muskulatur und alle anderen Körpergewebe extrem aus. An diesem extremen Beispiel der Anpassung an spezielle Bewegung können Sie die enormen Fähigkeiten des Menschen zur Anpassung gut erkennen. Auch Ihr Körper hat ein enormes Potential zur Anpassung. Nutzen Sie es, indem Sie sich regelmäßig bewegen.

Was kann man tun, was soll man lassen?

Für Ihre Rückengesundheit können Sie sehr viel tun. Bei den Rückenschulen werden immer wieder 10 Regeln genannt. Wir haben diese 10 Regeln abgewandelt, ergänzt und geben sie Ihnen als Empfehlung weiter.

1 Du sollst Dich (rückenschonend) bewegen.
2 Egal, was Du tust, halte Deinen Rücken in der von der Natur vorgegebenen Doppel-S-Form (aufrechte Haltung).
3 Gehe beim Bücken in die Hocke. Bei Knie- und Hüftbeschwerden: Suche den besten Kompromiß zwischen krummem Rücken und Hocke.
4 Hebe keine schweren Gewichte, teile sie möglichst in mehrere kleine Lasten auf.
5 Verteile Lasten und halte sie dicht am Körper.
6 Halte beim Sitzen die Knie höher als die Hüfte und stütze den Oberkörper ab.
7 Stehe nicht mit durchgedrückten Beinen und nach vorn gekipptem Becken.
8 Ziehe beim Liegen die Beine an.
9 Treibe Sport, am besten gezielte Gymnastik.

10 Trainiere täglich Deine Muskulatur, besonders die Rumpfmuskulatur.
11 Abspecken bei Übergewicht.

Wenn Sie gesund sind, keine Rückenbeschwerden haben und das Rücken-programm als Ausgleich und als Vorbeugung einsetzen, dann tun Sie kei-nesfalls so, als wären Sie krank. Schränken Sie die natürliche Beweglich-keit, die Ihnen von der Natur mitgegeben wurde, nicht ein. Bewegen Sie Ihre Gelenke über das gesamte, von der Natur vorgesehene Bewegungs-maß. Das Durchbewegen, wie es bei den Dehnungsübungen gefordert wird, ist für den gesunden Erhalt der Gelenke und der Wirbelsäule lebens-wichtig. Da unser Körper von der Anpassung lebt, benötigt er das Aus-nutzen der vollen Bewegungsmöglichkeiten. Nutzen Sie sie nicht, wird sich Ihr Körper im negativen Sinne anpassen. Sowohl Kraft als auch Beweg-lichkeit werden abnehmen. Rückenschmerzen sind die fast zwangsläufige Folge. Lassen Sie es nicht soweit kommen. Bewegen Sie sich aktiv und ge-zielt – mit unserem Rückentrainingsprogramm haben Sie eine leicht um-setzbare Anleitung zur Hand.

Das tut Ihrem Rücken gut

Nehmen Sie sich zum Üben **ungestörte Zeit**. Stellen Sie das Telefon und die Hausklingel ab; lassen Sie sich von nichts ablenken.

Konzentrieren Sie sich. Gerade das Vorbereiten (Warm-up), gymnastische Elemente oder das Stretching werden häufig ‹so nebenbei› erledigt. Unkonzentriertheit, Ermüdung und Überforderung sind dann häufig Ursachen von Verletzungen.

Vermeiden Sie **Preßatmung**. Besonders Anfänger neigen dazu, bei Anstrengungen die Luft anzuhalten. Atmen Sie ruhig und gleichmäßig. Atmen Sie **aus**, wenn Sie die Muskulatur anspannen und einen Widerstand überwinden. Tip: Wenn es mit der richtigen Atmung nicht klappen sollte, zählen Sie leise jede Wiederholung mit. Dadurch sind Sie gezwungen, auch während der Übung immer zu atmen!

Ebenso wichtig wie die Atmung sind die richtige **Körperhaltung** und die korrekte **Übungstechnik**. Lesen Sie die Übungsbeschreibungen sorgfältig durch. Vergleichen Sie die Beschreibungen mit den Fotos. Beginnen Sie erst dann mit der Übung.

Ebenso konzentriert wie das Vorbereiten (**Warm-up**) sollten Sie auch das Nachbereiten (**Cool-down**) betreiben. Es entspannt, lockert die Muskulatur und bringt Ihren Kreislauf wieder runter. Nun haben Sie viel mehr Lust auf das nächste Mal.

Die Frage nach dem Zeitaufwand wird immer gestellt. Es gibt aber keine allgemeingültige Antwort; sie kann nur individuell gegeben werden. In der Praxis hat es sich gezeigt, daß bei täglichem Üben ca. 10 Minuten reine Übungzeit genügen, um die Übungsziele zu verwirklichen (natürlich zuzüglich Warm-up und Cool-down). Wenn Sie jedoch nur dreimal in der Woche üben, sollte die Übungszeit auf ca. 20 bis 30 Minuten ausgedehnt werden.

Als Anfänger(in) muß man noch häufig Übungen nachschlagen und benötigt noch deutlich längere Pausen. Als Fortgeschrittene(r) sind Ihnen die Übungen zunehmend bekannt, und durch Ihre verbesserte Fitneß benötigen Sie nicht mehr so lange Pausen; die Übungsdauer kann sich dadurch verkürzen.

Bei der **Kleidung** sollten Sie drauf achten, daß Naturfasern (Baumwolle) oder speziell entwickelte Fasern (Tactel, Goretex) besser zu tragen sind als Kleidungsstücke mit ungeeigneten Kunstfasern. Diese bilden ‹kalten Schweiß› auf der Haut und entwickeln einen unangenehmen (Schweiß-) Geruch. Tragen Sie lieber mehrere leichte Kleidungsstücke als nur ein schweres. Elastische und weite Kleidung ist angenehmer zu tragen als zu enge Kleidung, die am Körper klebt und Bewegungen behindert.

Wenn Sie es gewohnt sind, dann sollten Sie barfuß üben. Barfüßiges Üben entwickelt besonders den Gleichgewichtssinn und das Gefühl für die Druckbelastungen der Füße während der Übungen. Gymnastiklatschen oder Joggingschuhe sind zum Üben zu Hause nur wenig geeignet. Die Gymnastikschuhe geben keinen festen Halt und verfügen über kein Fußbett, Joggingschuhe besitzen meist eine sehr breite Laufsohle. Wenn Sie während der Übungen mit diesen Schuhen umknicken sollten, sind die Folgen für Ihr Sprunggelenk meist schwerwiegend. Für das Rückentraining sollten Sie normale Sportschuhe mit flacher Sohle tragen.

Tip: Verwenden Sie bei den Bodenübungen eine Gymnastikmatte als Unterlage!

Spüren sie sich selbst nach

Stehen

Beim Stehen, das man normalerweise recht unbewußt macht, können Sie sich bewußt selbst kontrollieren: Stellen Sie sich barfuß mit leicht gebeugten Kniegelenken und aufrecht hin. Spüren Sie den Druck unter Ihren Füßen? Ist er gleichmäßig unter Ihren Sohlen? Schwanken Sie etwas vor- und rückwärts: Merken Sie, wie die Muskulatur gegenspannt? Führen Sie diese Übung möglichst immer zu Beginn und zum Ende des Rückenprogramms durch. Sie werden so zunehmend für Ihre Haltung sensibilisiert und können sie im Alltag besser kontrollieren.

Das Becken und dessen Kippung bestimmen ganz wesentlich die Stellung der Wirbelsäule. Kippen Sie Ihr Becken isoliert maximal weit nach vorne und wieder zurück (Abb. S. 26 links und Mitte). Spüren Sie die Veränderung der Stellung der Lendenwirbelsäule nach. Wiederholen Sie die Übung mehrfach, um ein Gefühl für Ihre Beckenstellung zu bekommen.

Nehmen Sie ausnahmsweise und ganz bewußt eine schlechte Haltung ein. Kippen Sie Ihr Becken nach vorn, machen Sie einen Rundrücken (Abb. S. 26 rechts). Spüren Sie den zunehmenden Zug im Schulter-Nackenbereich? Spüren Sie das veränderte Gefühl im Lendenwirbelsäulenbereich? Spüren Sie die veränderte Druckverteilung unter Ihren Füßen?

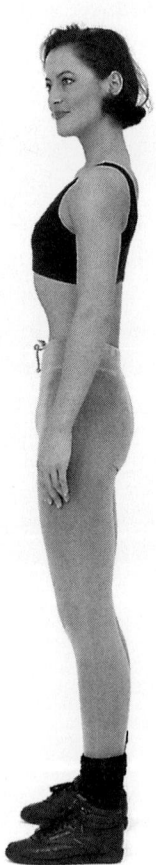

22

Tips zum Stehen
- Verändern Sie häufiger Ihre Haltung wie auch Ihre Fußstellung.
- Stehen Sie nicht ständig mit geschlossenen Beinen, gehen Sie auch einmal in die Schrittstellung.
- Stellen Sie, wenn möglich, das vordere Bein auf eine Stufe oder einen Hocker.
- Vermeiden Sie hohe Absätze.
- Dehnen Sie nach längerem Stehen Ihre Beinmuskulatur (Eine Auswahl der Übungen 19–28).

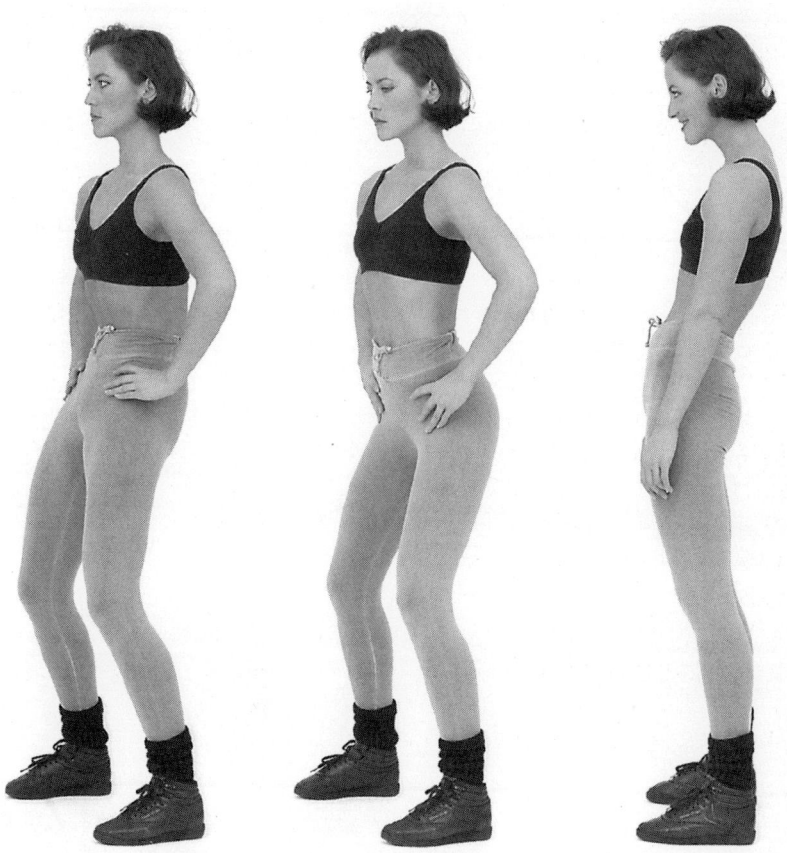

Sitzen

Einen großen Teil des Tages sitzen wir. Spüren Sie im Sitzen Ihre Beckenstellung nach. Wo spüren Sie am Gesäß den Druck der Unterlage? Wie verändert er sich, wenn Sie das Becken auf dem Sitz vor- und zurückkippen?
Erspüren Sie mehrmals am Tag Ihre Sitzposition!

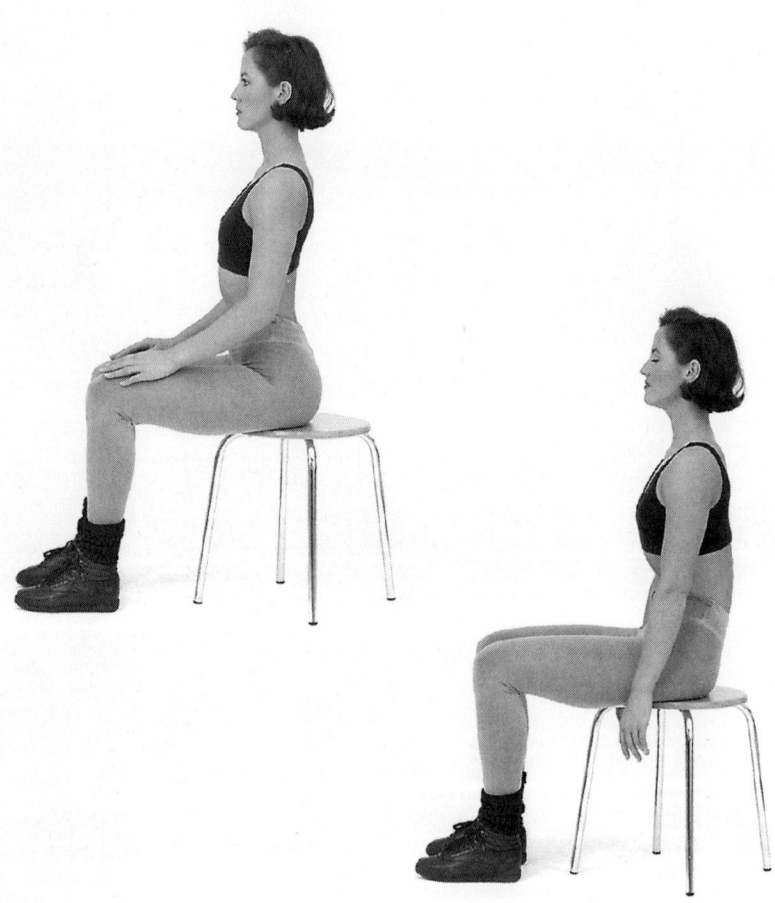

Machen Sie die gleiche Übung auf einem «Pezzi-Ball». Kippen Sie Ihr
Becken vor und zurück.

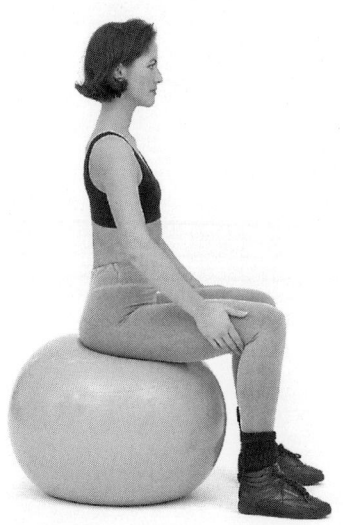 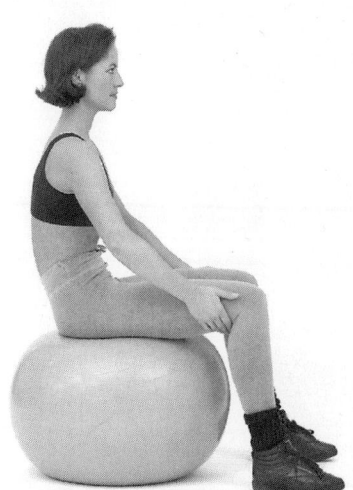

Rollen Sie auf dem Ball vor und
zurück. Strecken Sie dabei die
Arme nach vorne. Spüren Sie die
verstärkte Anspannung Ihrer
Rückenmuskeln?

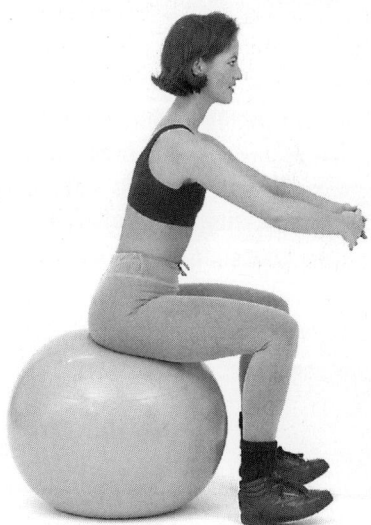

Setzen Sie sich nun gerade hin (Abb. links). Bewegen Sie Ihr Becken bei aufrechtem Rücken so, daß Sie stabil sitzen. Wiederholen Sie diese Übungen im Laufe des Tages, ob am Arbeitsplatz oder zu Hause.

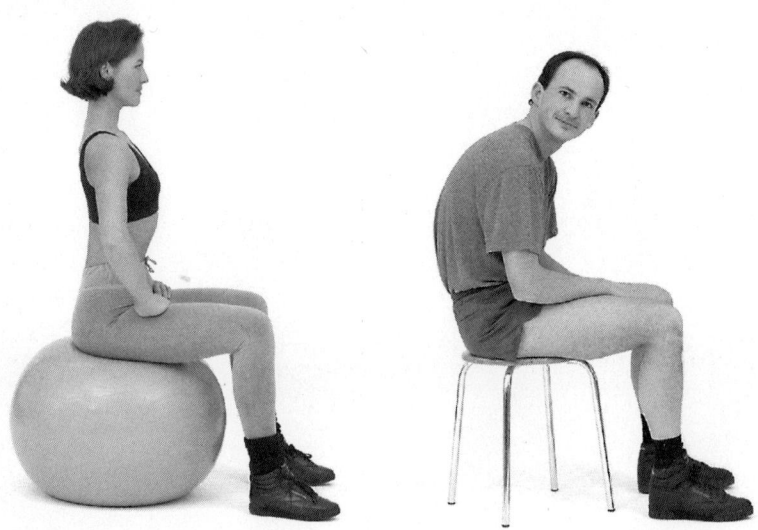

Tips zum Sitzen

- Sitzen Sie nicht krumm (Abb. rechts)!
- Sparen Sie nicht am rückengerechten Sitzmöbel.
- Wechseln Sie im Laufe des Tages häufiger das Sitzmöbel.
- Achten Sie darauf, daß Stühle und Tische in der Höhe zusammenpassen bzw. verstellbar sind.
- Wechseln Sie häufiger Ihre Sitzposition (vordere, hintere Sitzhaltung = dynamisches Sitzen).
- Verwenden Sie bei Rückenproblemen spezielles Sitzzubehör (Keilkissen, besondere Stühle etc.).

Tips zum Aufstehen (ohne Abbildungen)

– Beim Aufstehen von einem Stuhl stehen Ihre Beine schulterbreit.

– Verlagern Sie das Gewicht des Oberkörpers erst nach vorn, dann stehen Sie auf.

– Während des Aufstehens stützen Sie sich mit den Händen am Oberschenkel ab.

Heben und Tragen

Falsche Hebe- und Tragetechniken schädigen den Rücken. Das weiß heutzutage jedermann. Den wenigsten Menschen ist jedoch bewußt, daß z. B. ein Bandscheibenvorfall nicht ‹einfach passiert›, sondern daß einem solchen Zwischenfall meist langjährige Fehlbelastungen vorausgegangen sind. Hier gilt das Sprichwort: Steter Tropfen höhlt den Stein – in diesem Falle Ihre Bandscheibe!

Machen Sie es besser. Heben Sie schwerere Lasten bei geradem Rücken mit der Kraft aus den Beinen statt mit gebeugtem Rücken. Spüren Sie den Unterschied?!

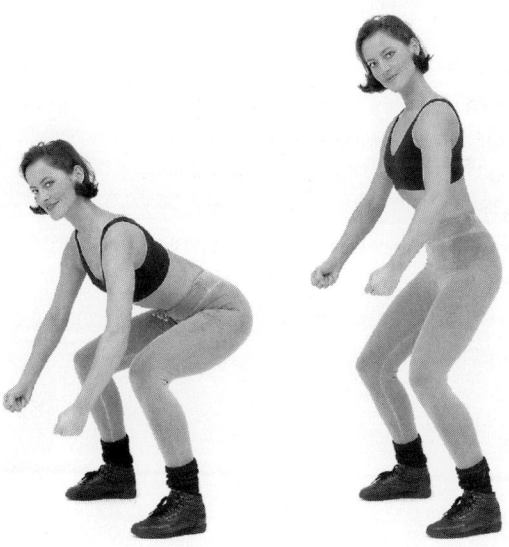

Tips zum Heben und Tragen

- Verteilen Sie Lasten auf beide Seiten, und tragen Sie die Lasten dicht am Körper (Abb. rechts).
- Versuchen Sie, die Lasten möglichst nah am Körper anzuheben (zwischen den Beinen).
- Heben Sie keine schweren Lasten einseitig, sondern immer mit beiden Händen dicht vor dem Körper an (Abb. links und rechts).
- Wenn Sie über den Tag viel heben und tragen müssen, rekeln und strecken Sie sich zwischendurch, oder machen Sie während der Pausen ein kurzes Rückenprogramm!

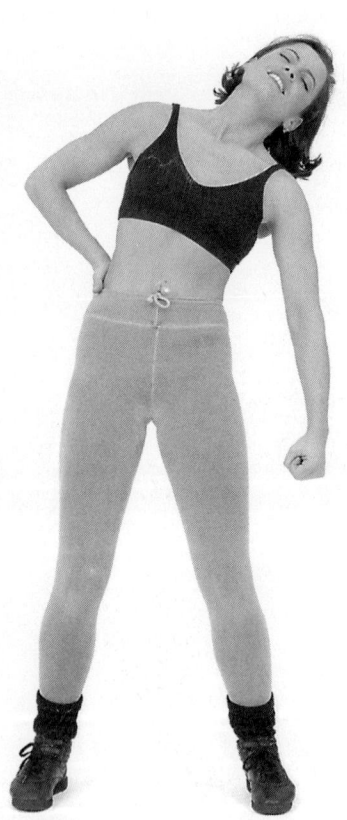 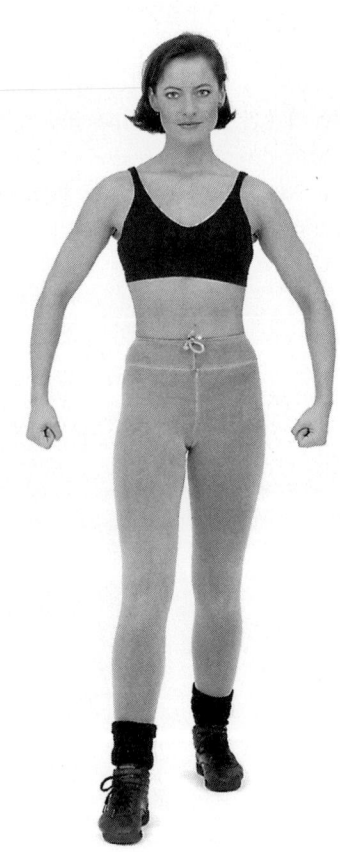

Liegen und Aufstehen

Nicht selten beginnt der Tag schon beim Aufstehen mit Rückenschmerzen. Vielleicht stehen Sie falsch auf? Auf keinen Fall sollten Sie aus der liegenden Position ruckartig nach oben gehen.

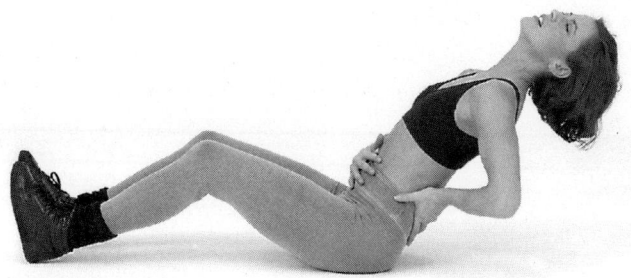

Besser ist es, sich mit angewinkelten Beinen zur Seite zu rollen und sich mit Hilfe der Arme aufzurichten. Probieren Sie es!

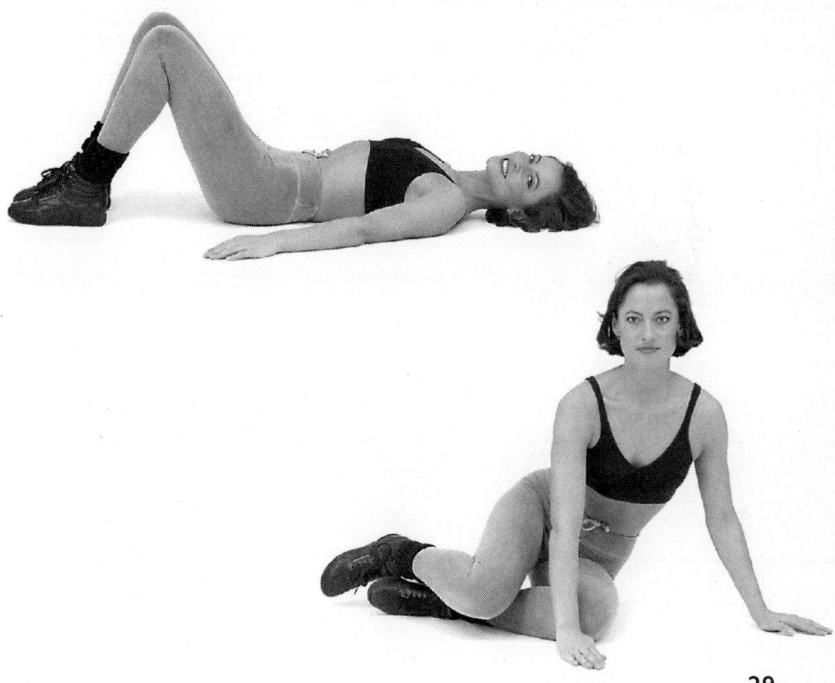

Gehen

Wir sind immer mehr zu Sitzmenschen geworden. Aus diesem Grunde sollten wir so oft wie möglich aufstehen und uns bewegen. Eine der besten Übungen dabei ist das Gehen. Machen sie folgenden kleinen Test: Gehen Sie schnell und legen Sie Ihre Hände auf den unteren Rücken im Lendenbereich. Spüren sie bei jedem Schritt die Muskeltätigkeit? Mit jedem Schritt spannen sich die Muskeln an. Beim schnellen Gehen spüren Sie, daß sich die Rückenmuskeln sehr dynamisch und schnellkräftig anspannen und beim nächsten Schritt wieder entspannen. In Verbindung mit der hüftumspannenden Muskulatur ist die untere Rückenmuskulatur beim Gehen funktionell von großer Bedeutung. Gerade im unteren Rückenbereich leiden viele Menschen unter Schmerzen. Das gezielte dynamische Gehen ist ein hervorragendes Trainingsmittel für die Hüft- und Rückenmuskulatur und kann zur Linderung der Beschwerden beitragen.

Einige wenige Dinge sind zu beachten:

- Benutzen Sie nur geeignetes Schuhwerk, keine Absätze und keine harten Sohlen;
- gehen Sie auf geeigneten Böden. Vermeiden Sie wegen der harten Stöße auf die Wirbelsäule asphaltierte Gehwege;
- bereiten Sie Ihrer Seele eine Freude – gehen Sie in natürlicher Umgebung, freuen Sie sich an der Umgebung und Ihrer Bewegung;
- spüren Sie beim Gehen Ihrer Atmung nach.

Übungen zum Gehen

Vorübung

Verlagern Sie gezielt Ihr Körpergewicht nach vorn und hinten. Spüren Sie die veränderte Lastenverteilung unter Ihren Fußsohlen? Spüren Sie die veränderte Spannung der Rückenmuskulatur?

Vorübung

Stellen Sie sich vor, Sie wären eine Marionette. Der Puppenspieler zieht Sie an einer Schnur, die in der Mitte Ihres Kopfes befestigt ist, nach oben. Werden Sie so groß wie möglich! Spüren Sie die Spannung der Muskulatur, die für eine aufrechte Haltung notwendig ist?

Betontes diagonales Gehen

Mit jedem Schritt verdrehen sich Ober- und Unterkörper (Becken) gegeneinander. Spüren Sie beim Gehen der Gegenbewegung nach. Betonen Sie die diagonale Bewegung für einige Schritte.

Schrittauslösung

Gehen sie langsam und mit betont aufrechter Haltung. Mit jedem zweiten Schritt heben Sie das vordere Bein betont an. Der Oberschenkel ist im Hüftgelenk im rechten Winkel gebeugt. Setzen Sie Ihre Arme im gegengleichen Rhythmus ein.

Betonte Armschwünge mit ‹Heavy-Hands›

Nehmen Sie sich kleine Hanteln (ca. 1 kg) oder befestigen Sie sich an den Handgelenken Gewichte (Heavy-Hands). Gehen Sie mit betonten Armschwüngen. Halten Sie Ihre Wirbelsäule aufrecht und stabil. *Schwingen* Sie die Arme gegengleich und maximal bis zur Kopfhöhe.

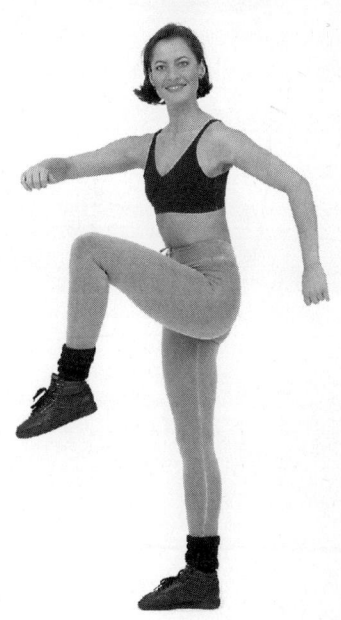

Atmen

Das Atmen ist uns so selbstverständlich, daß wir es gar nicht bewußt
durchführen und erleben. Die folgenden Übungen sollen dazu dienen, das
Atmen bewußter zu machen. Gelingt es Ihnen, werden Sie gleichzeitig eine
wohlige Entspannung spüren.

Sie können eine Brust- und eine Bauchatmung unterscheiden. Legen Sie
sich dazu auf den Rücken. Versuchen Sie abzuschalten. Legen Sie Ihre
Hände auf den Brustkorb. Atmen Sie bewußt und kräftig ‹in die Brust› hin-
ein und wieder hinaus.

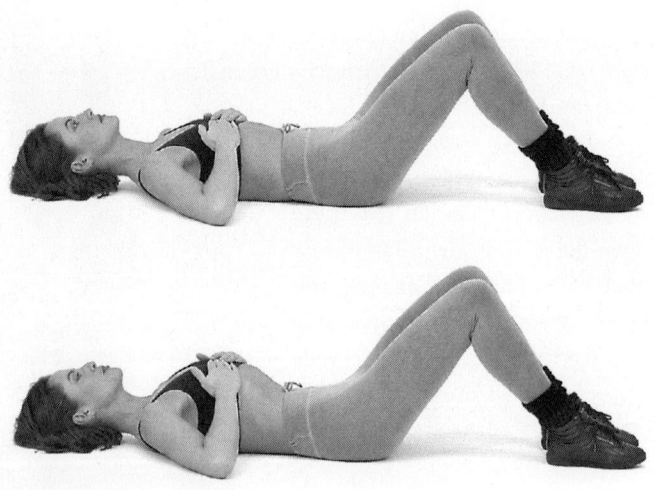

Machen Sie die gleiche Übung mit der Hand auf dem Bauch. Atmen Sie langsam und gleichmäßig ‹in den Bauch› und wieder aus.

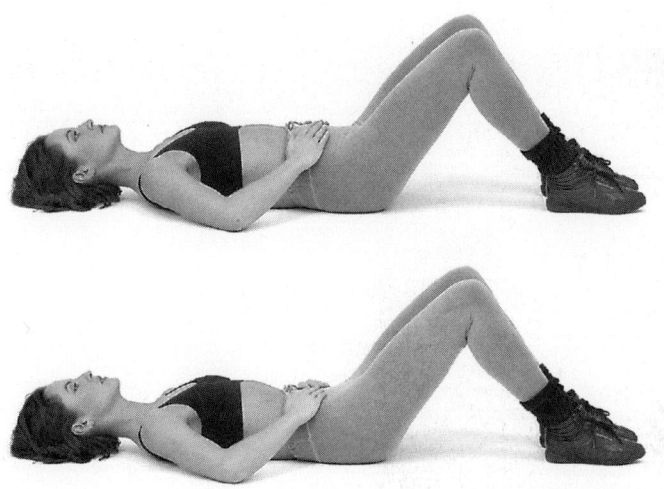

Rückentrainer: Warm-up – Cool-down

Wie bei allen anderen Fitneßprogrammen gehört auch hier das Auf- und Abwärmen dazu. Sie sollten mit Übungen beginnen, die Ihren Kreislauf in Schwung bringen, Ihr Puls und Ihre Atmung sollten sich beschleunigen. Es folgen Dehnungsübungen, Ihre Beweglichkeit verbessert sich, die Gelenke und die Bandscheiben werden durch die für sie lebensnotwendige Bewegung gut ernährt.

Jede Übung soll 30 Sekunden bis 1 Minute dauern.

Berühren Sie aus dem Lauf auf der Stelle mit dem rechten Knie den linken Ellbogen und gegengleich. Wenn Sie noch nicht so fit sind, flechten Sie einige Zwischenschritte ein.

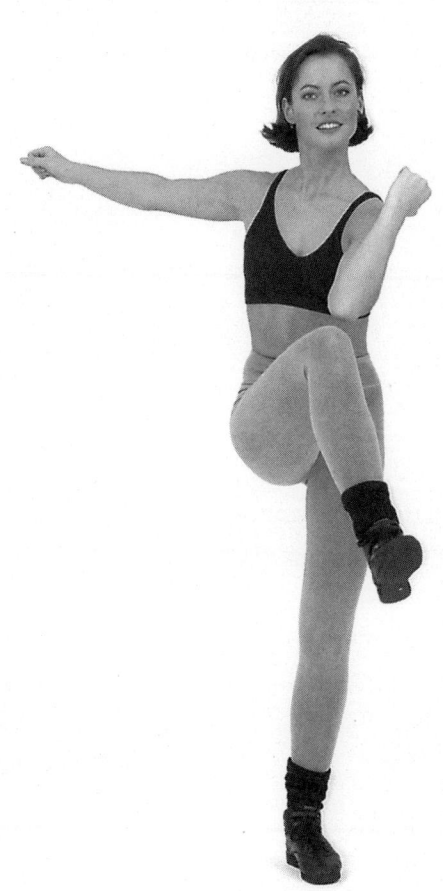

Ziehen Sie beide Ellbogen beim Laufen nach hinten, und ziehen Sie abwechselnd das rechte und linke Bein an.

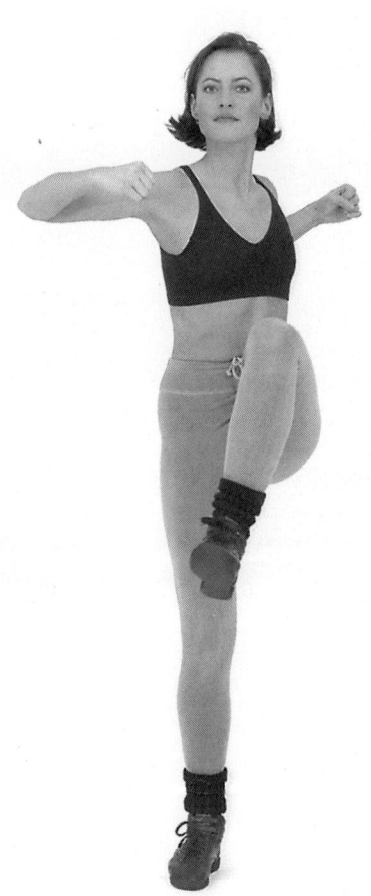

Ziehen Sie beide Ellbogen beim Laufen nach unten, und ziehen Sie abwechselnd das rechte und linke Bein an.

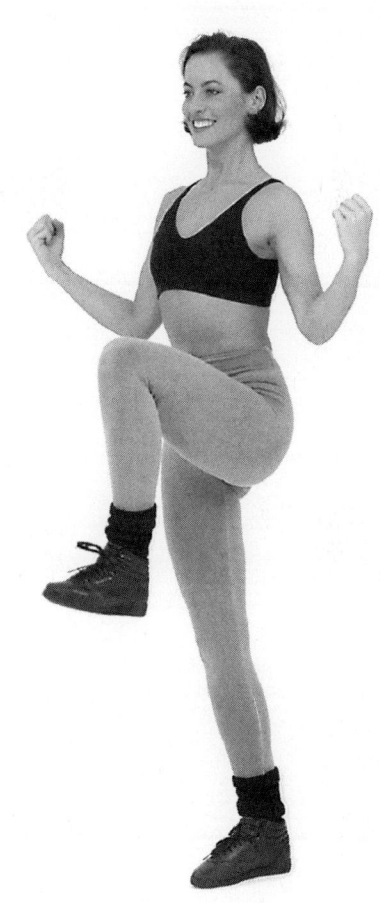

Führen Sie beim Laufen auf der Stelle die Ellbogen zusammen und wieder auseinander.

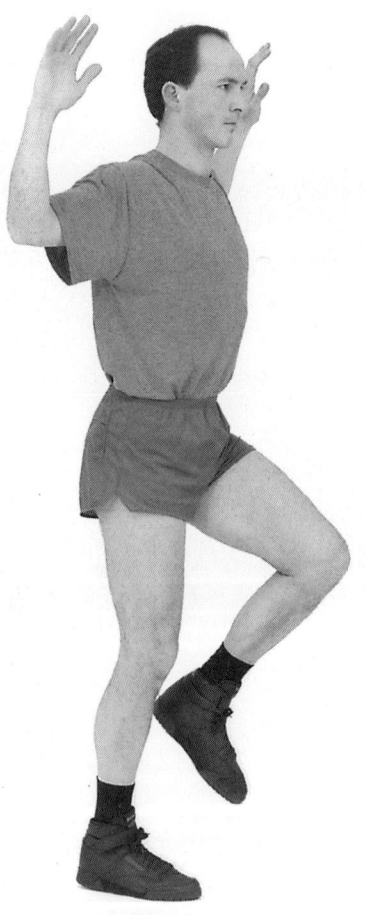

Strecken Sie abwechselnd Ihren rechten und linken Arm zur Decke. Ihr Rücken bleibt gerade; kippen Sie nicht zur Seite.

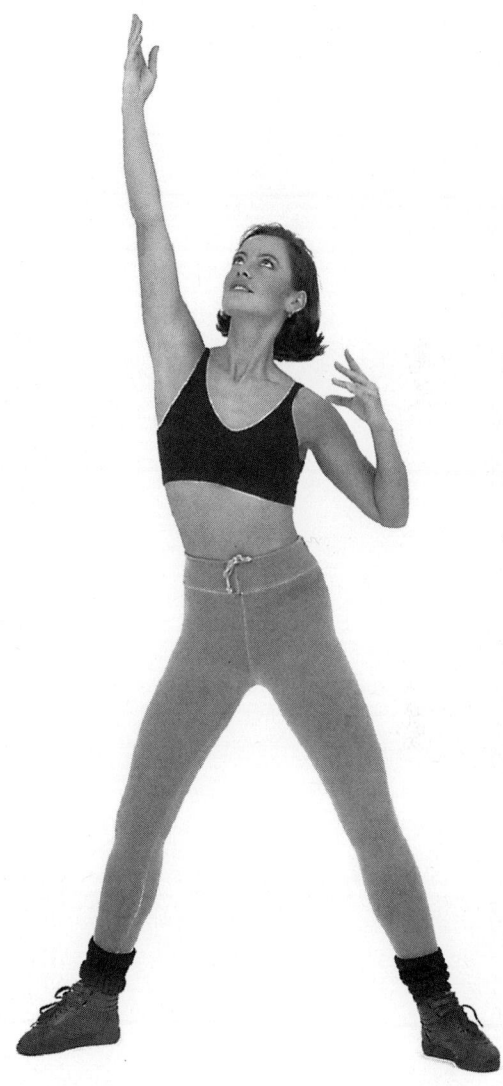

Rückentrainer:
Dehnen für die Beweglichkeit

Dehnende Übungen machen Sie beweglicher. Auf kontrollierte Art und Weise bewegen Sie Ihre Gelenke durch. Sie werden in ihrer Elastizität erhalten, und der Gelenkstoffwechsel wird gefördert. Wird das natürlich vorgegebene Bewegungsvermögen nicht ausgenutzt, dann werden Sie zunehmend unbeweglicher. Und das hat vielfältige negative Folgen: Sie können Ihren Alltag immer weniger gut bewältigen, Schmerzen treten auf. Lassen Sie es nicht soweit kommen, und führen Sie vor jedem Rückentraining Dehnungen durch. Eine einzige Vorsichtsmaßnahme ist zu beachten: Beim Üben dürfen keine Schmerzen auftreten, üben Sie nur im schmerzfreien Bereich.

Übungsdauer: 2–3mal 30 Sekunden mit 2 Pausen von je 20 Sekunden.

Beugen Sie Ihren Kopf langsam vor und zurück.

Variation
In der jeweiligen Endposition
für einige Sekunden verharren.

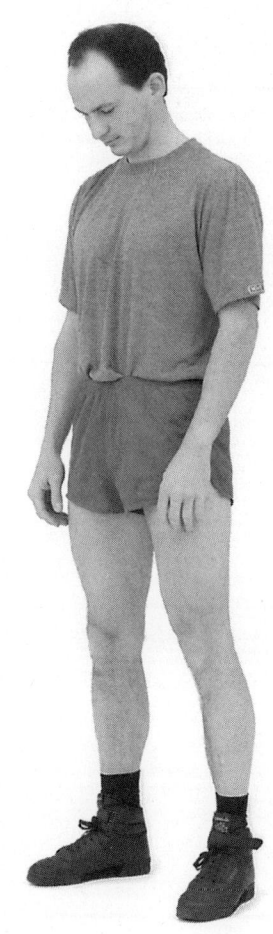

Dauer	20–30 sec.
Wdh.	2–3
Pause	20 sec.

Neigen Sie Ihren Kopf langsam im Wechsel zur einen und zur anderen
Seite. Ziehen Sie dabei gegengleich Ihren Arm vom Körper, und schauen
Sie immer geradeaus. In der jeweiligen Endposition für einige Sekunden
verharren.

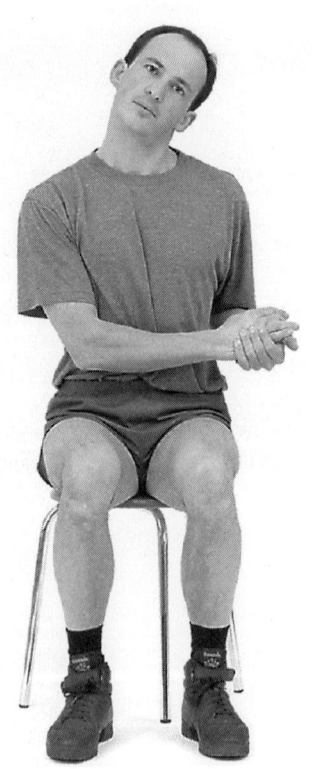

Dauer   20–30 sec.

Wdh.   2–3

Pause   20 sec.

Umfassen Sie das Handgelenk hinter Ihrem Rücken, und ziehen Sie den Arm schräg abwärts. In der jeweiligen Endposition für einige Sekunden verharren.

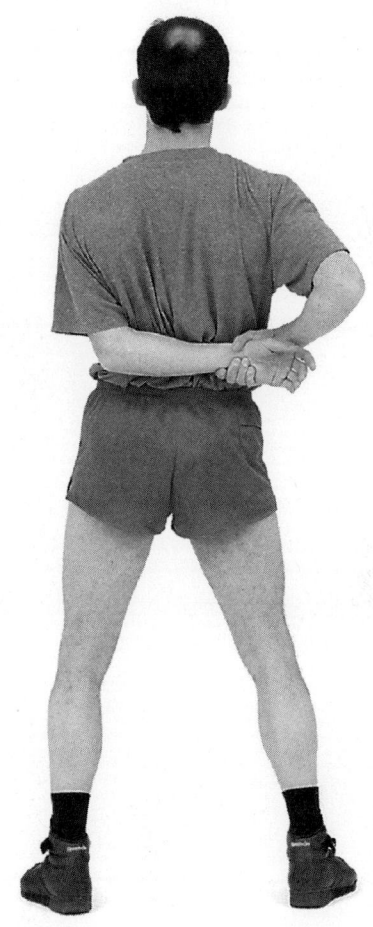

Dauer   20–30 sec.

Wdh.   2–3

Pause   20 sec.

Sie legen die Hand zwischen die Schulterblätter und ziehen den Ellbogen nach hinten-unten.

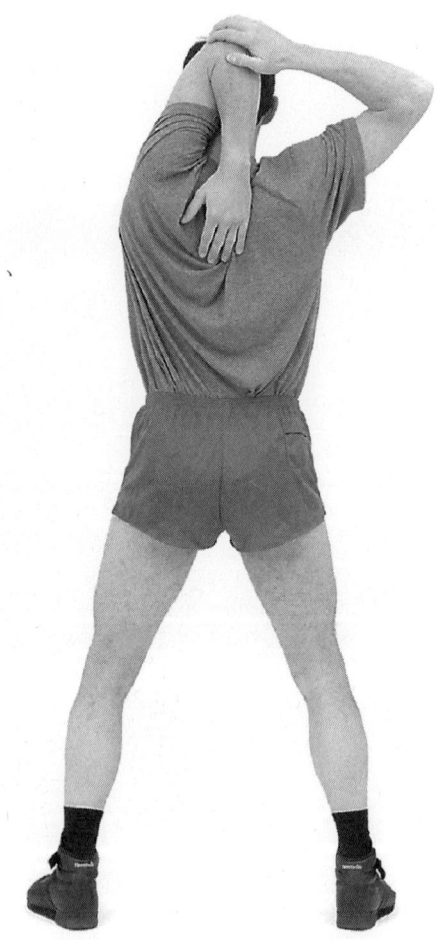

Dauer   20–30 sec.

Wdh.   2–3

Pause   20 sec.

In Verlängerung des Schultergürtels wird der gestreckte Arm zum Boden gebracht, der Kopf wird leicht zur anderen Seite gedreht.

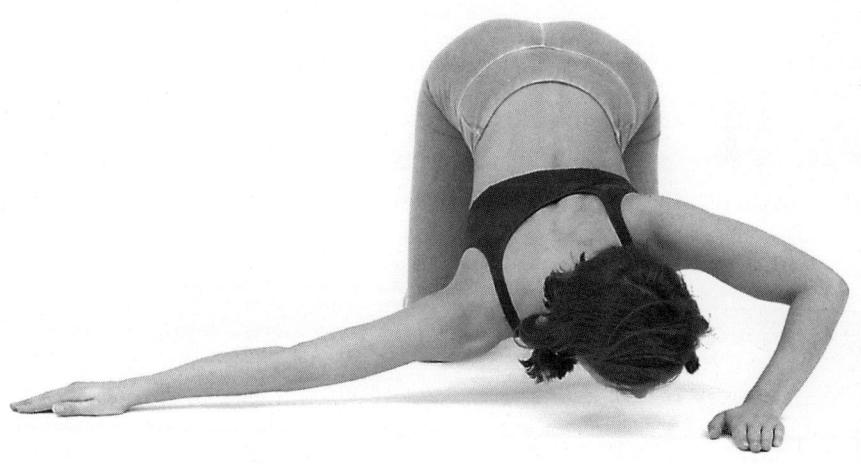

Dauer	20–30 sec.
Wdh.	2–3
Pause	20 sec.

Rutschen Sie bei gestreckten Armen mit dem Oberkörper nach vorne. Spüren Sie ganz bewußt der Dehnung im Brust-, Arm- und Schulterbereich nach.

Variation
Verstärken Sie die Dehnungswirkung durch Anheben des Gesäßes.

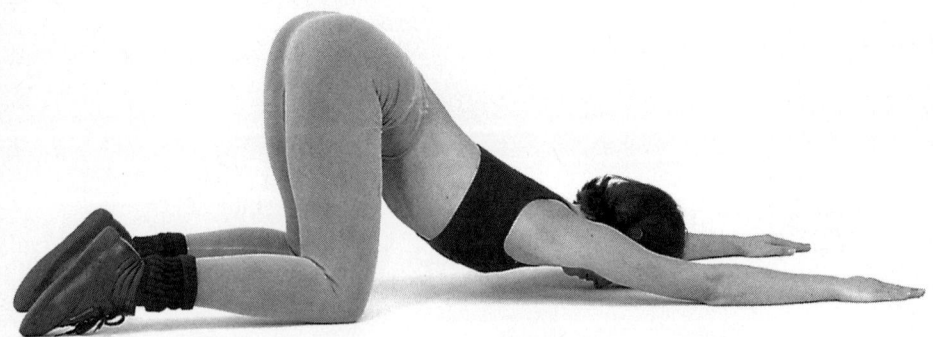

Dauer   20–30 sec.

Wdh.   2–3

Pause   20 sec.

Sie heben mit gestreckten Armen den Oberkörper ab.

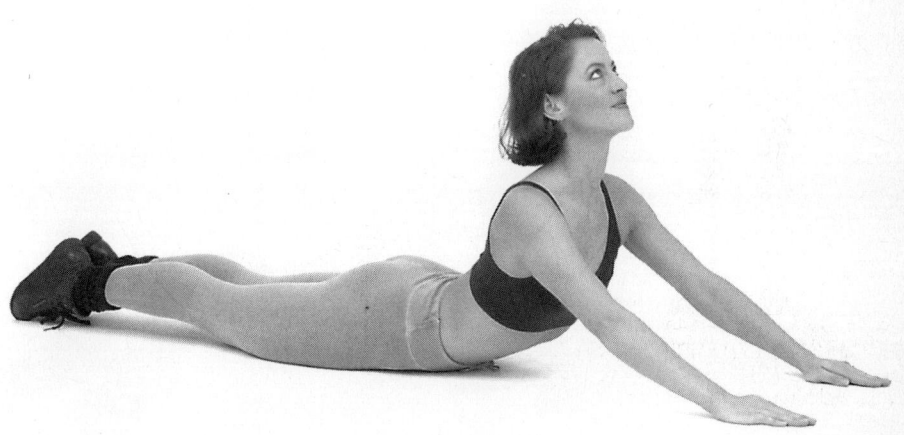

Dauer	20–30 sec.
Wdh.	2–3
Pause	20 sec.

Aus Position 1 wechseln Sie in Position 2 und wieder zurück. Für einige Sekunden in den Endstellungen bleiben.

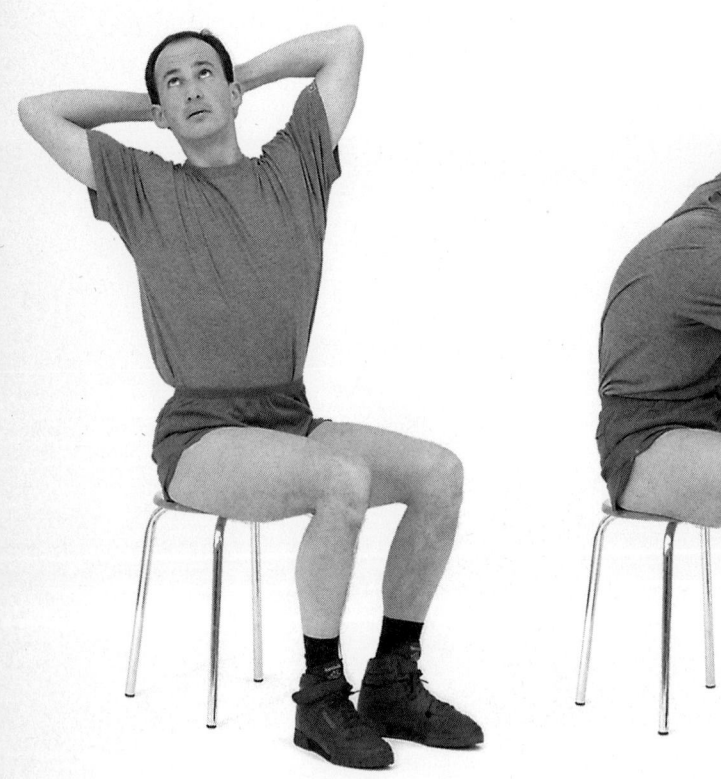

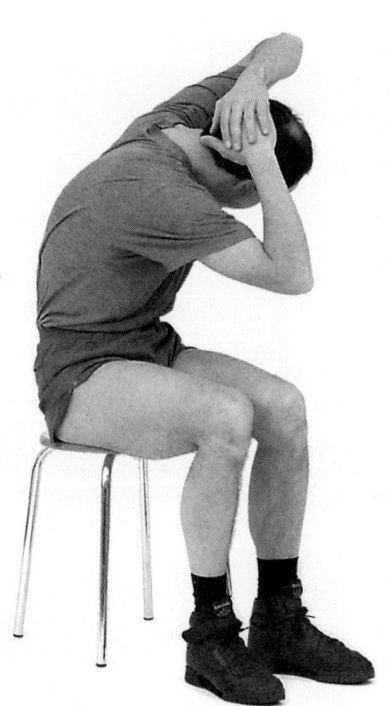

Dauer   20–30 sec.

Wdh.   2–3

Pause   20 sec.

Legen Sie die angewinkelten Beine zur einen, den Kopf zur anderen Seite.

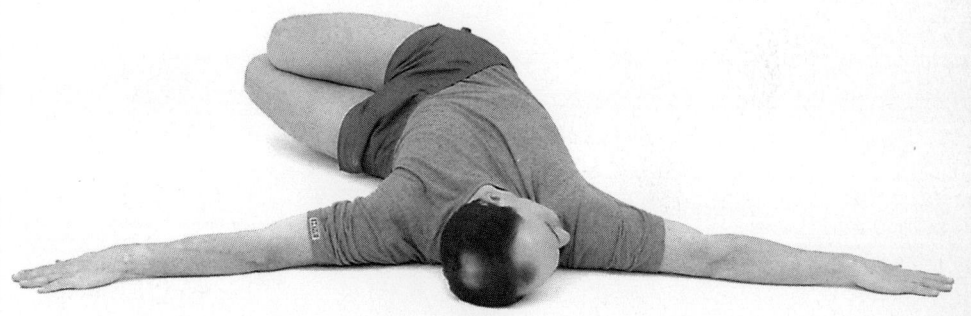

Dauer	20–30 sec.
Wdh.	2–3
Pause	20 sec.

Ein Bein wird gebeugt über das andere gebracht, der Kopf dreht sich zur anderen Seite. Die Arme sind zur Seite gestreckt.

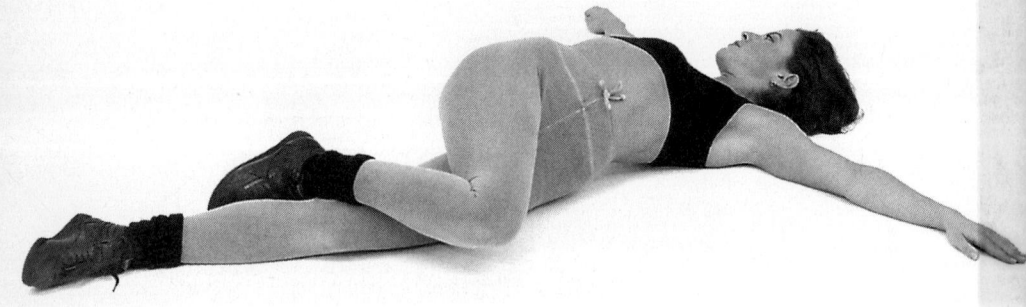

Dauer   20–30 sec.

Wdh.   2–3

Pause   20 sec.

Mit der rechten Hand fassen Sie Ihr linkes Knie und ziehen das gebeugte
Bein zu sich heran.

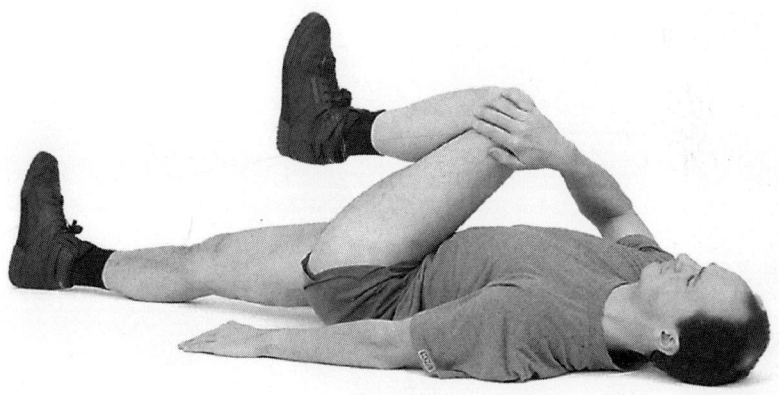

Dauer	20–30 sec.
Wdh.	2–3
Pause	20 sec.

Umfassen Sie mit beiden Händen den linken Oberschenkel, und drücken
Sie mit dem rechten Ellbogen das rechte Bein nach vorne. Ziehen Sie den
Oberschenkel nun so weit zum Körper, bis Sie ein deutliches Spannungs-
gefühl im rechten Bein und im Gesäß verspüren.

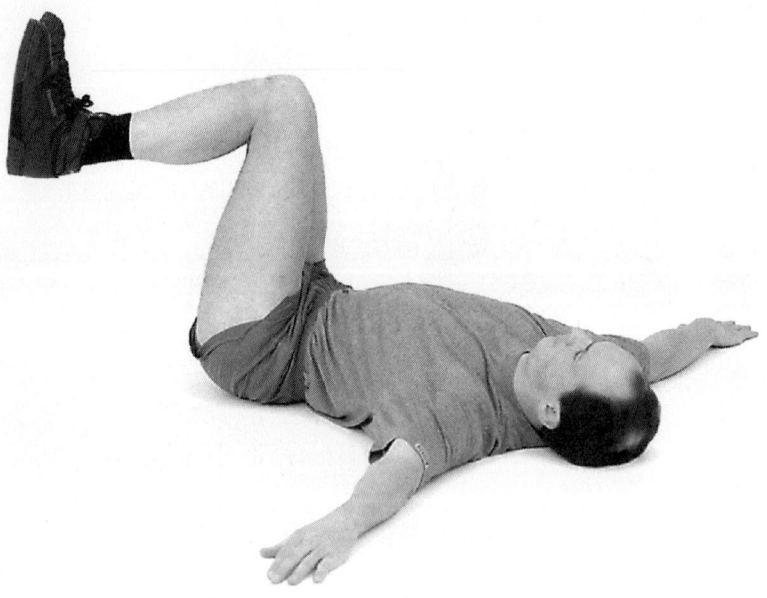

Dauer   20–30 sec.

Wdh.   2–3

Pause   20 sec.

In Rückenlage ziehen Sie Ihre gebeugten Beine zum Körper.

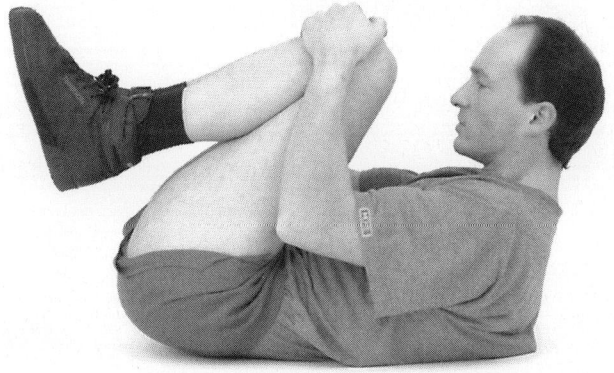

Dauer   20–30 sec.

Wdh.   2–3

Pause   20 sec.

Mit gestrecktem hinterem Bein gehen Sie zunehmend nach vorn.

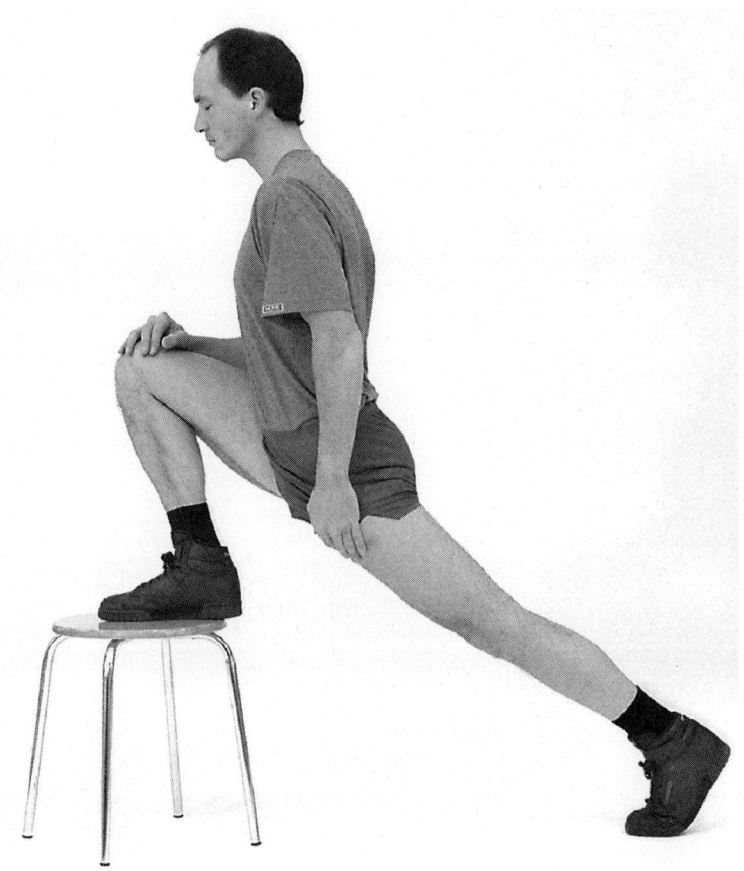

Dauer   20–30 sec.

Wdh.   2–3

Pause   20 sec.

Im Ausfallschritt legen Sie das rechte Knie auf den Boden und gehen bei geradem Rücken nach unten, bis Sie Spannung in Hüfte und Oberschenkel spüren.

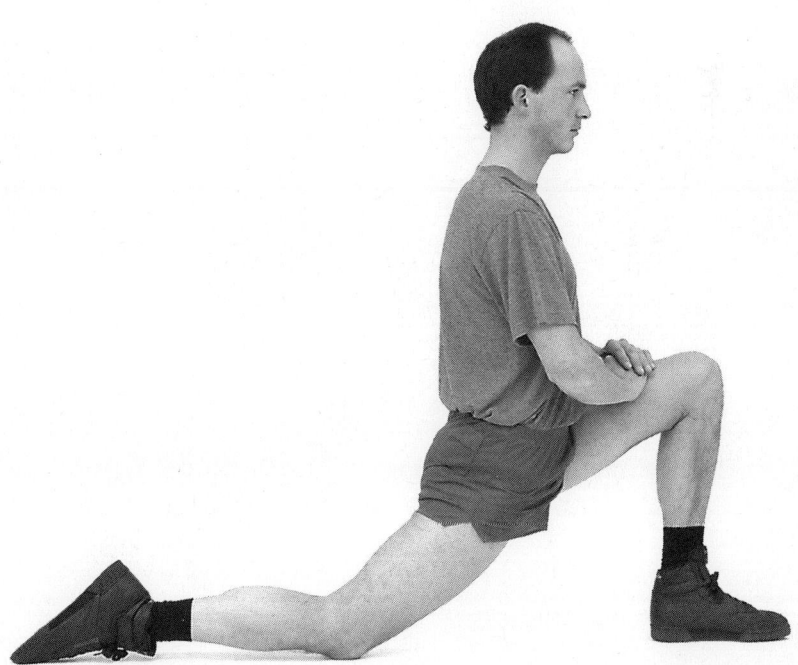

Dauer   20–30 sec.

Wdh.   2–3

Pause   20 sec.

Bei geradem Rücken ziehen Sie den Unterschenkel zum Gesäß.

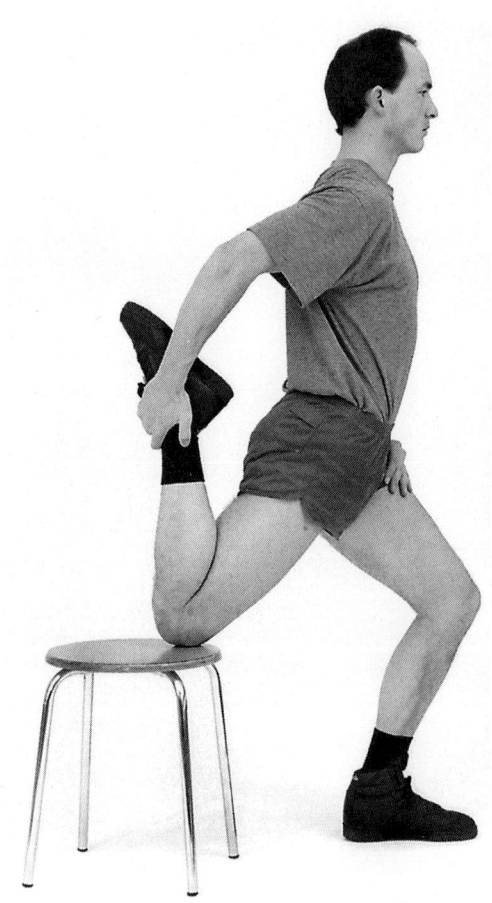

Dauer   20–30 sec.

Wdh.   2–3

Pause   20 sec.

Bei geradem Rücken ziehen Sie den Unterschenkel zum Gesäß.

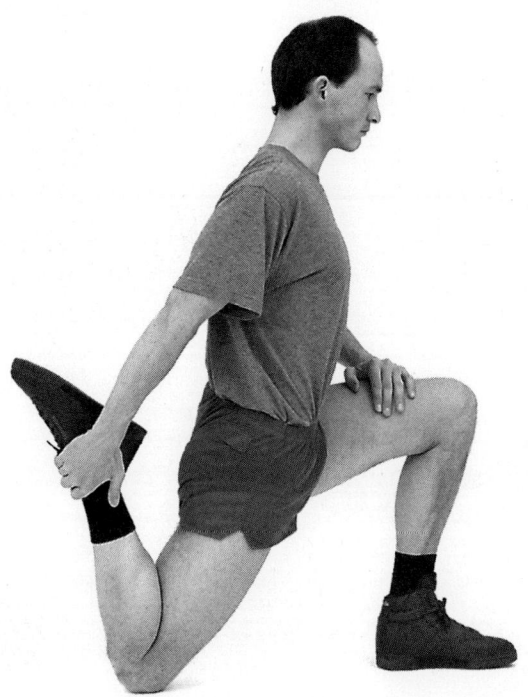

Dauer   20–30 sec.

Wdh.   2–3

Pause   20 sec.

Bei geradem Rücken, die Stirn liegt auf dem Handrücken auf, ziehen Sie den Unterschenkel zum Gesäß.

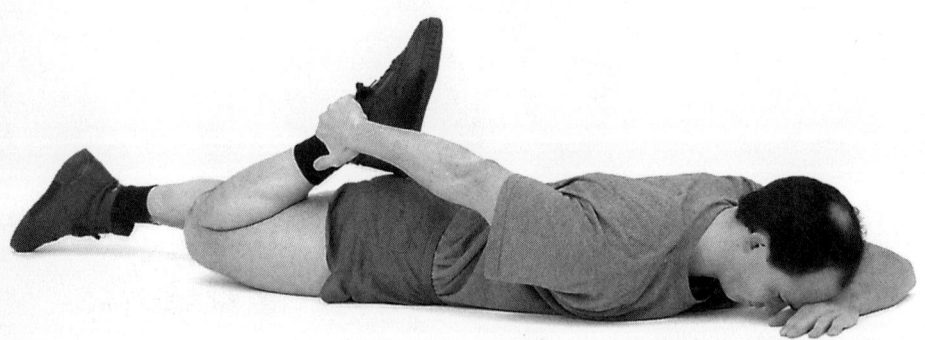

Dauer   20–30 sec.

Wdh.   2–3

Pause   20 sec.

Beugen Sie bei geradem Rücken den Oberkörper nach vorn, und richten Sie sich wieder auf.

Vorsicht bei Ischiasbeschwerden!

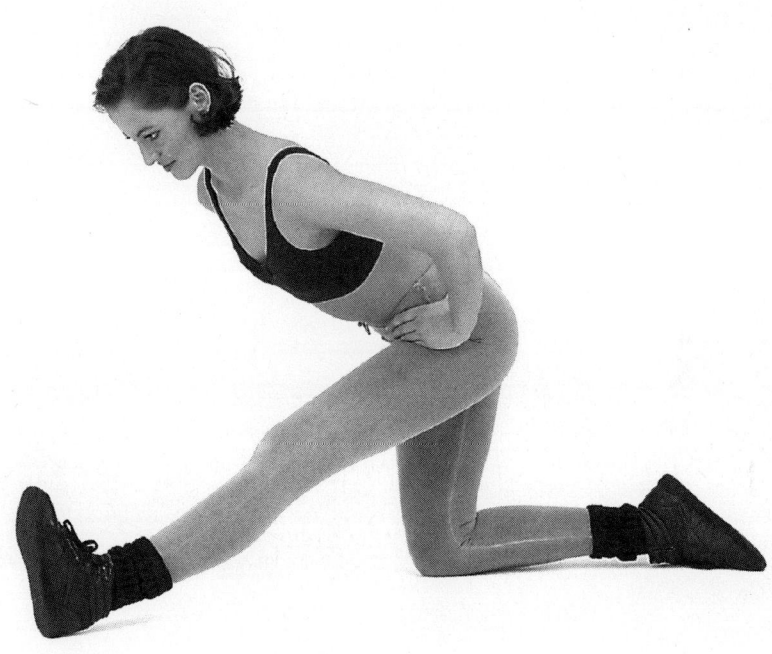

Dauer   20–30 sec.

Wdh.   2–3

Pause   20 sec.

Ziehen Sie das gestreckte rechte Bein am Unterschenkel zum Körper.
Vorsicht bei Ischiasbeschwerden!

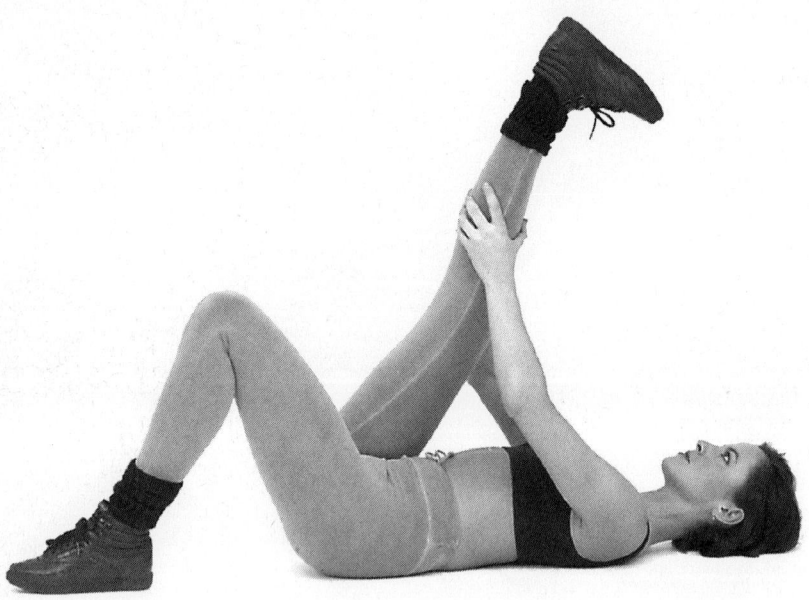

Dauer   20–30 sec.

Wdh.   2–3

Pause   20 sec.

Beugen Sie sich bei geradem Rücken nach vorn, stützen Sie sich dabei am Oberschenkel ab.

Vorsicht bei Ischiasbeschwerden!

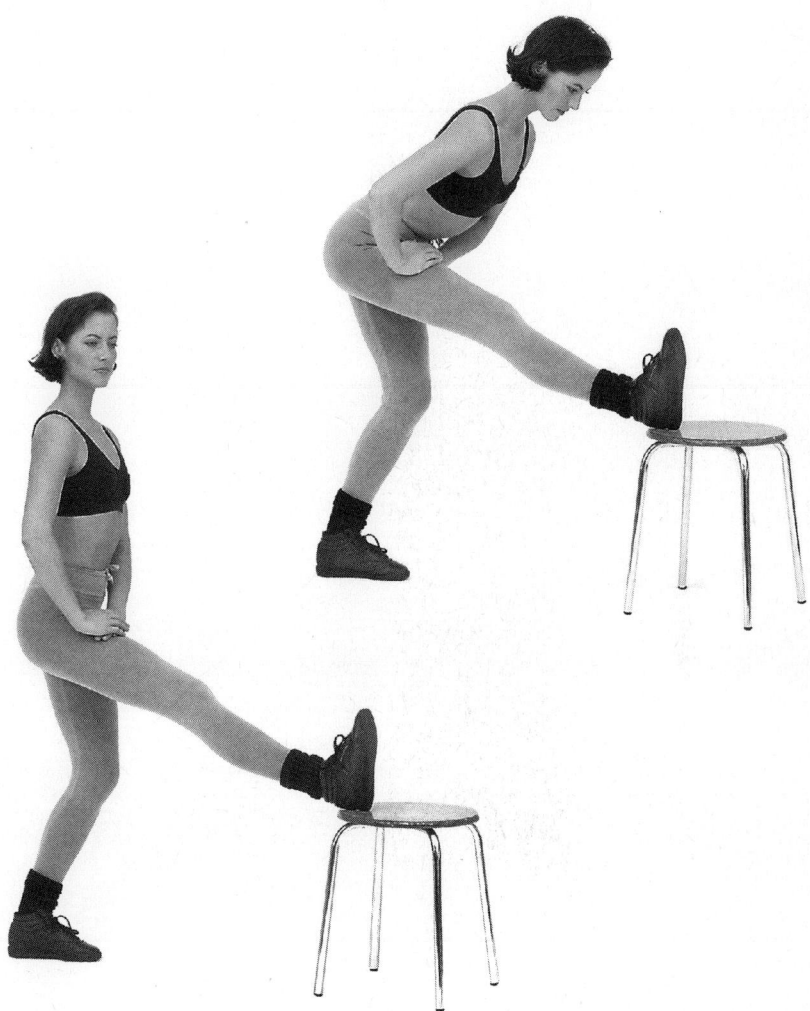

Dauer	20–30 sec.
Wdh.	2–3
Pause	20 sec.

Beugen Sie bei geradem Rücken das rechte Bein so weit, bis Sie eine deutliche Spannung an der Innenseite des linken Oberschenkels verspüren. Stützen Sie sich an der Hüfte ab.

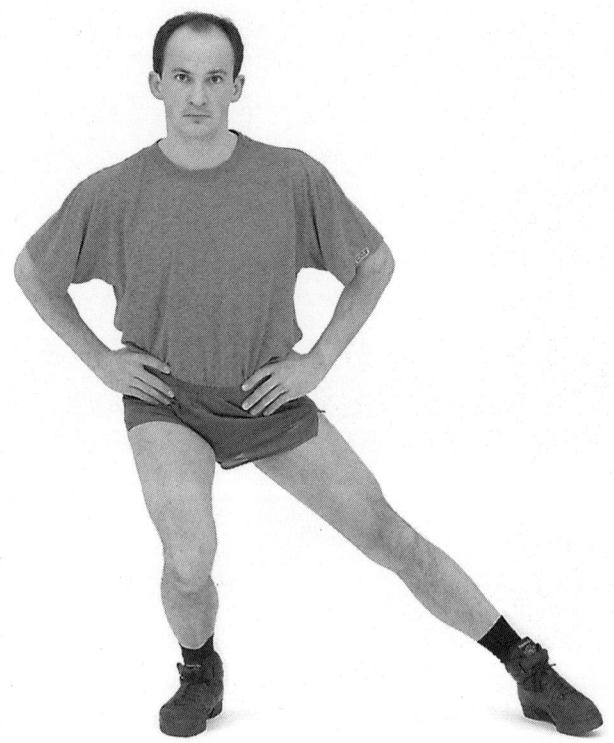

Dauer   20–30 sec.

Wdh.   2–3

Pause   20 sec.

Bringen Sie Ihr hinteres Bein so weit nach hinten, daß Sie mit der Ferse gerade noch Kontakt zum Boden haben. Das Kniegelenk ist vollkommen gestreckt. Stützen Sie sich mit den Händen ab.

Variation
Das hintere Bein wird während der Dehnung gebeugt.

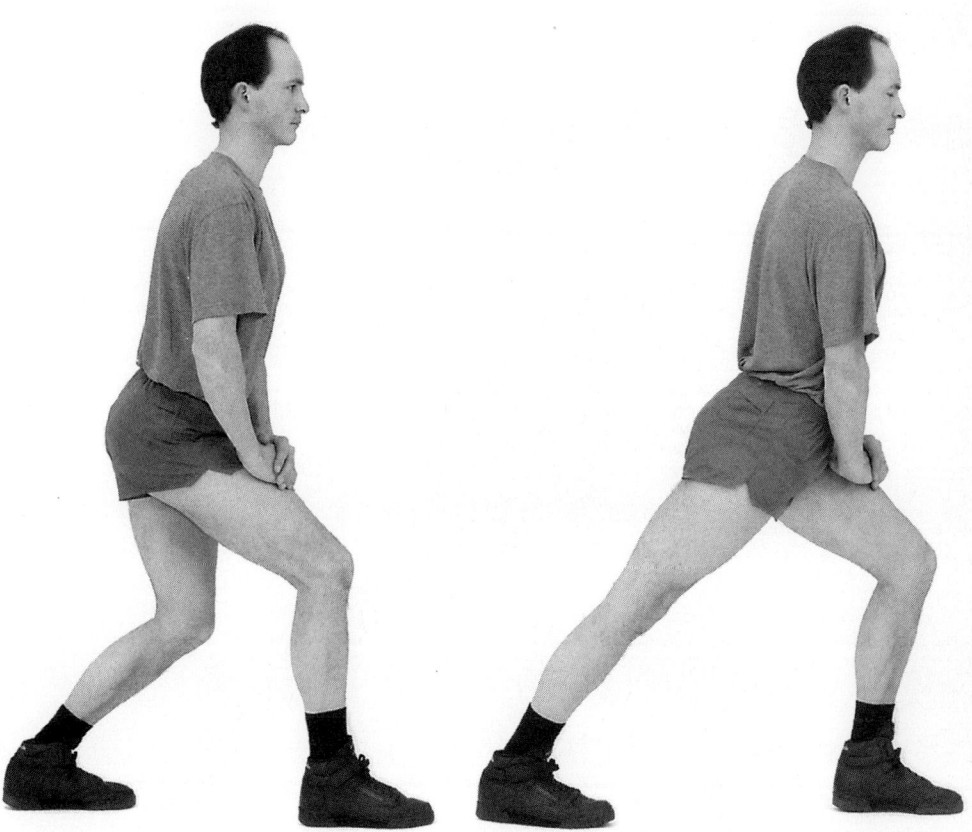

Dauer	20–30 sec.
Wdh.	2–3
Pause	20 sec.

Legen Sie den Oberkörper auf die Oberschenkel, und beugen Sie Ihren Rücken. Spüren Sie bewußt die entspannende Wirkung der Übung.

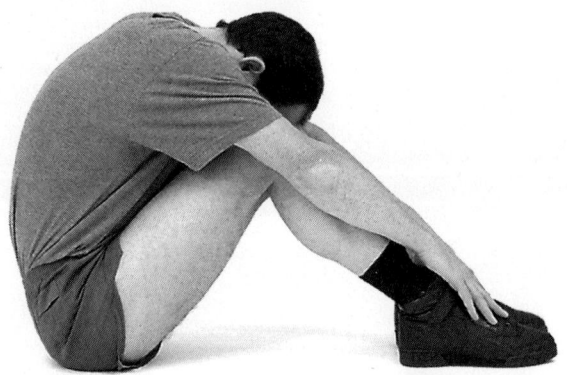

Dauer   20–30 sec.

Wdh.   2–3

Pause   20 sec.

Rückentrainer: Kraft für die Stabilität

Die Funktion Ihrer Wirbelsäule ist von einer gut entwickelten, die Wirbelsäule stabilisierenden Muskulatur abhängig. In den folgenden Übungen sind meist zwei Elemente zu finden. Zum einen das stabilisierende und zum anderen das mobilisierende Element.

Die Stabilisierung der Wirbelsäule geschieht über die zielgerichtete Entwicklung der Muskulatur. Von ebenso großer Bedeutung wie die Kraft ist die Entwicklung der Koordination. Nur ein zeitgerechtes und zielgerichtetes Einsetzen der Muskulatur garantiert eine optimale Wirbelsäulenfunktion. Mit dem Bodytrainer-Rücken-Programm werden beide Funktionen optimal entwickelt.

Um sowohl den Anfängern und Ungeübten als auch den Fortgeschrittenen und Geübten gerecht zu werden, bieten wir zwei Belastungsstufen an.

Die Stufe 1 ist für Anfänger gedacht, die Stufe 2 für Fortgeschrittene. Es ist sinnvoll, zuerst den Umfang der Übungen (mehrere Übungen hinzunehmen) und erst folgend die Intensität der einzelnen Übungen (die Übungen öfter durchführen) zu erhöhen. Je nach persönlichem Leistungsstand werden Ihnen einige Übungen leichter, andere Übungen schwerer fallen. Bei den Übungen, die Ihnen leichter fallen, können Sie sofort mit Stufe 2 beginnen, bei den anderen Übugnen starten Sie mit Stufe 1.

Halbe Kniebeugen, der Rücken ist stabil, die Hände sind nach vorn gestreckt.

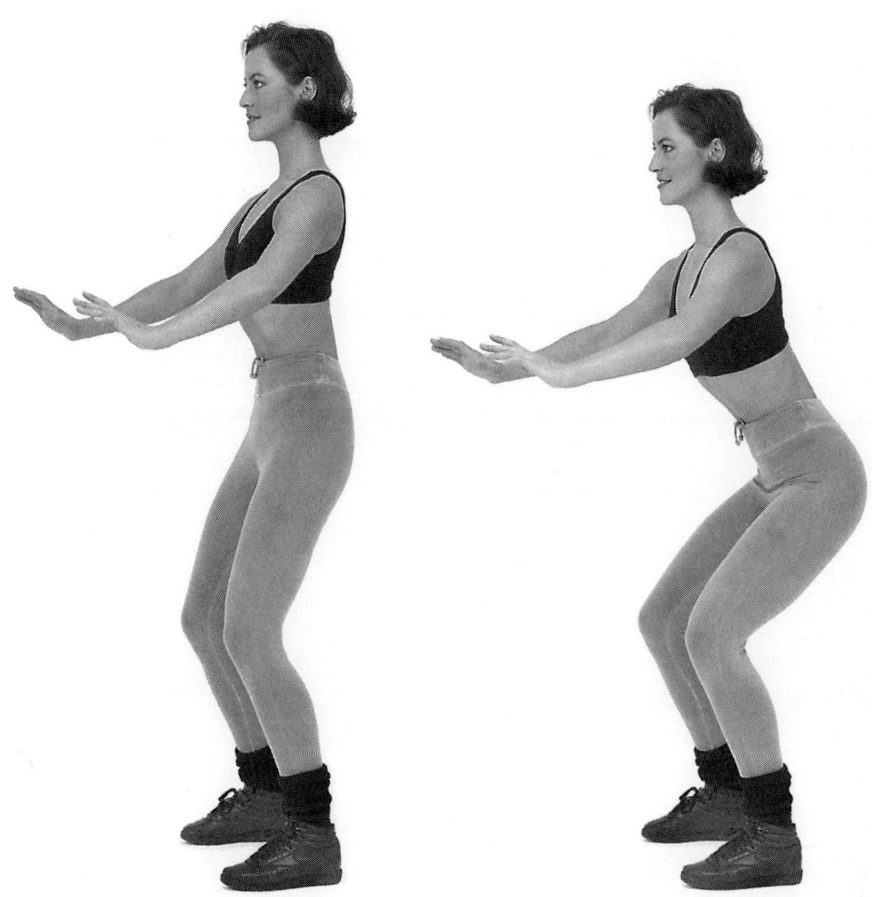

	Stufe 1	Stufe 2
Wdh.	8–10	10–12
Pause	–	30 sec
Wdh.	–	10–12

Spüren Sie der wechselnden muskulären Anspannung nach, die Sie
benötigen, um die Position zu halten. Mehrfaches Wiederholen.
Achten Sie darauf, daß Sie mit dem Knie weder nach links noch nach
rechts abweichen.

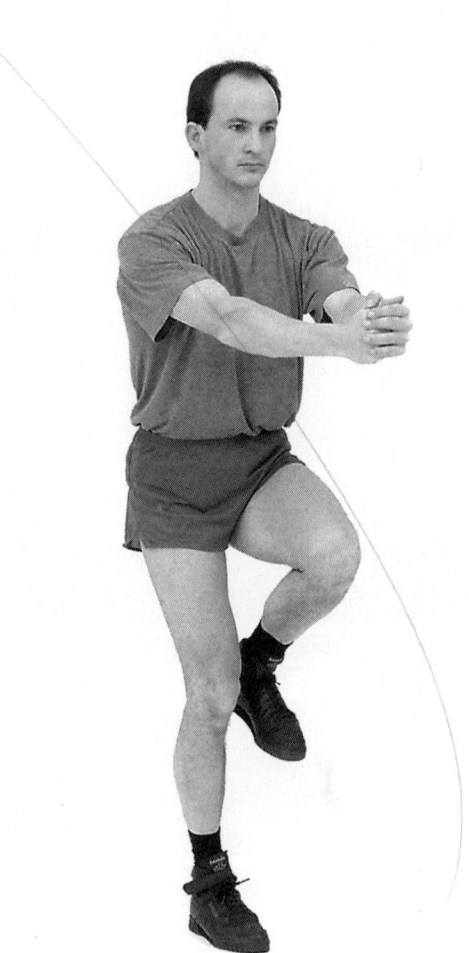

	Stufe 1	Stufe 2
Wdh.	8–10	10–12
Pause	–	30 sec
Wdh.	–	10–12

Sie richten den gestreckten Körper auf und gehen wieder nach vorn.

Variation
Für einige Sekunden in der Endstellung bleiben.

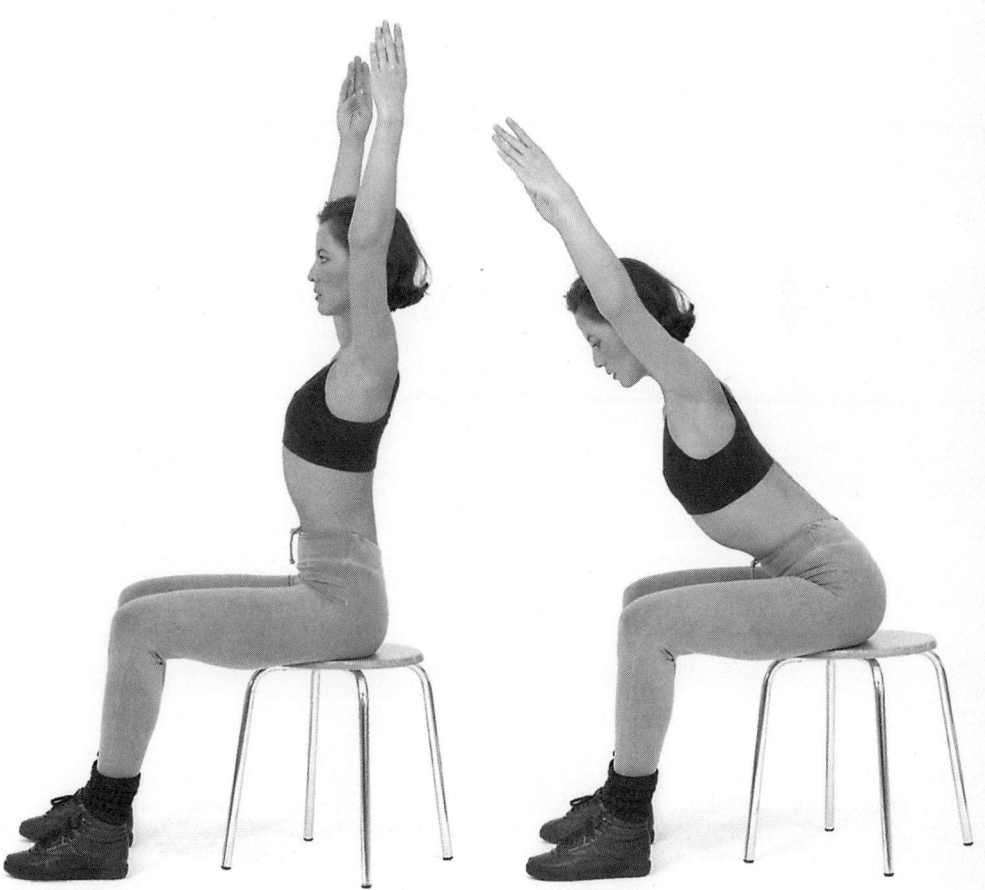

	Stufe 1	Stufe 2
Wdh.	8–10	10–12
Pause	–	30 sec
Wdh.	–	10–12

Aus dem Sitz richten Sie den gebeugten Oberkörper auf. Strecken Sie die Wirbelsäule, strecken Sie beide Hände zur Decke.

Variation

Für einige Sekunden in der Endstellung bleiben.

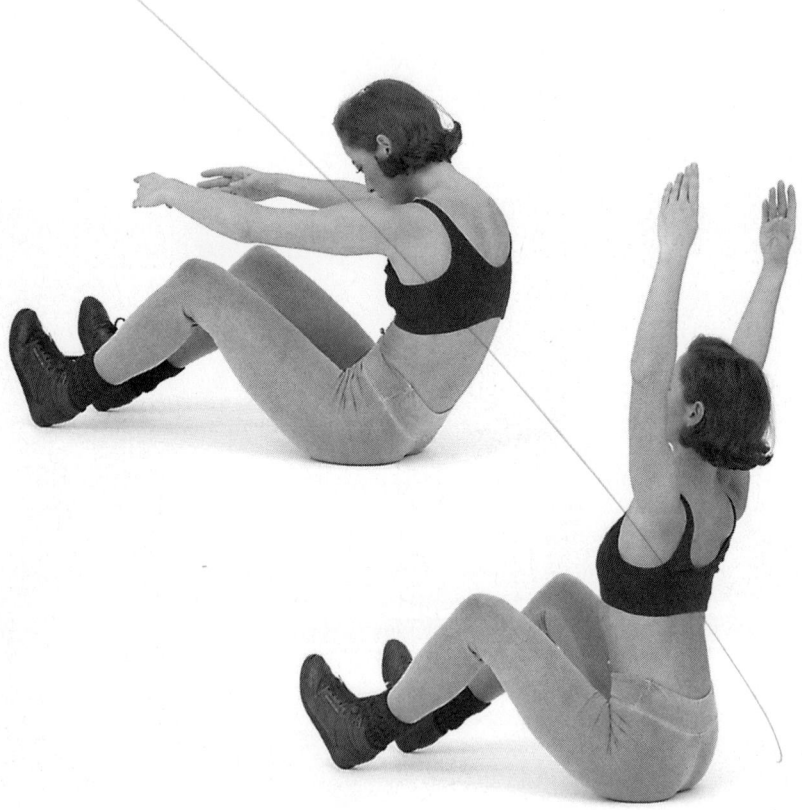

	Stufe 1	Stufe 2
Wdh.	8–10	10–12
Pause	–	30 sec
Wdh.	–	10–12

Strecken Sie abwechselnd den linken und den rechten Arm möglichst weit nach vorn. Ihr Oberkörper bleibt stabil.

Variation
Für einige Sekunden in der Endstellung bleiben.

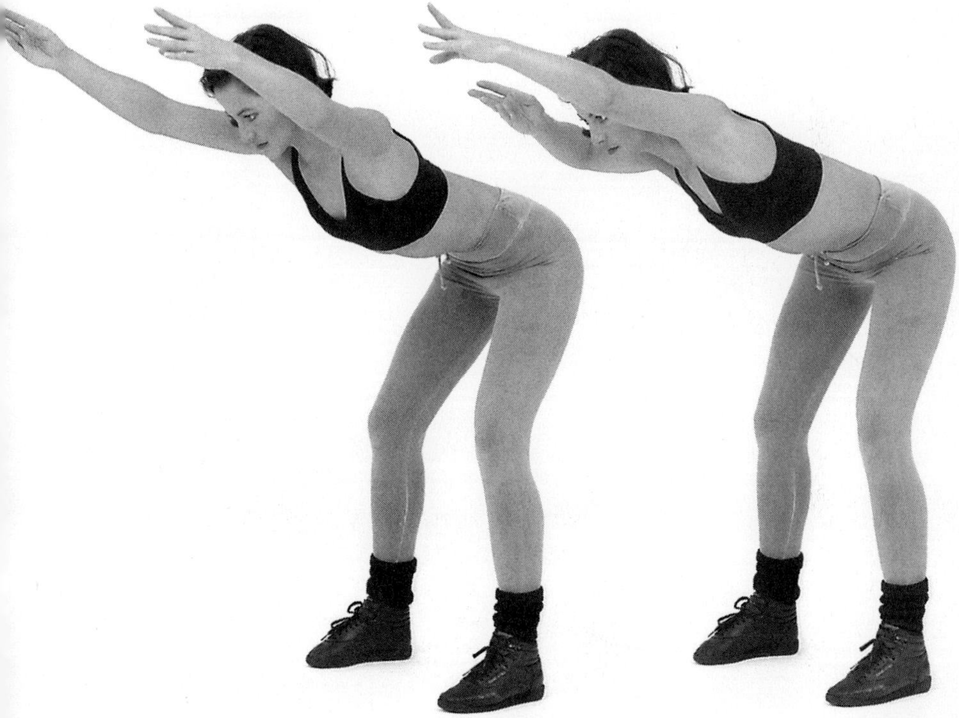

	Stufe 1	Stufe 2
Wdh.	8 – 10	10 – 12
Pause	–	30 sec
Wdh.	–	10 – 12

Heben Sie und senken Sie Ihr Becken.

Variation
Für einige Sekunden in der Endstellung bleiben.

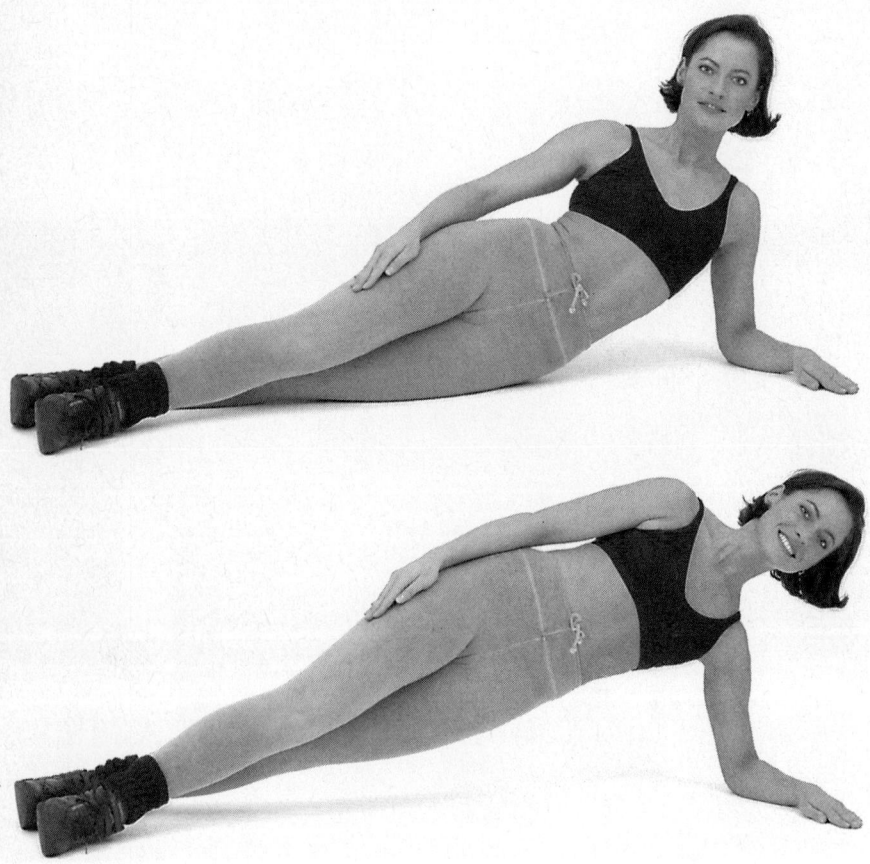

	Stufe 1	Stufe 2
Wdh.	8–10	10–12
Pause	–	30 sec
Wdh.	–	10–12

Heben Sie Ihr Becken vom Boden, und spreizen Sie das obere Bein ab.
Die Fußspitzen zeigen nach vorn.

Variation
Für einige Sekunden in der Endstellung bleiben.

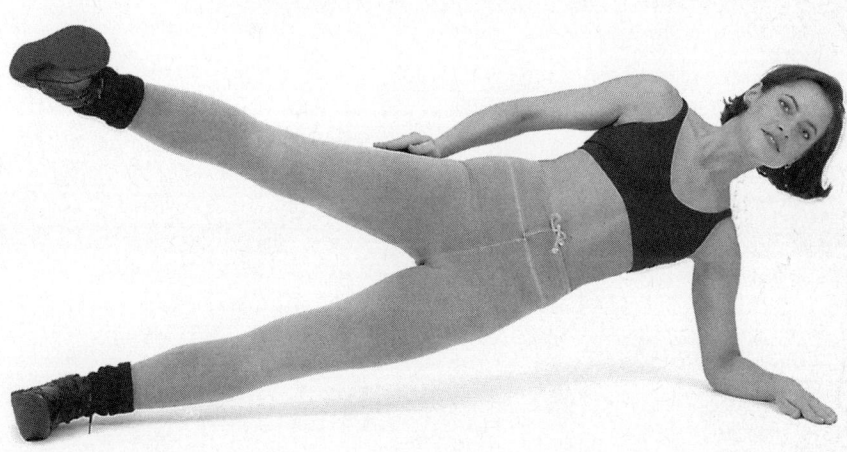

	Stufe 1	Stufe 2
Wdh.	8 – 10	10 – 12
Pause	–	30 sec
Wdh.	–	10 – 12

Während linke Hand und rechtes Bein gegeneinanderdrücken, heben und senken Sie Ihr Becken.

Variation
Für einige Sekunden in der Endstellung bleiben.

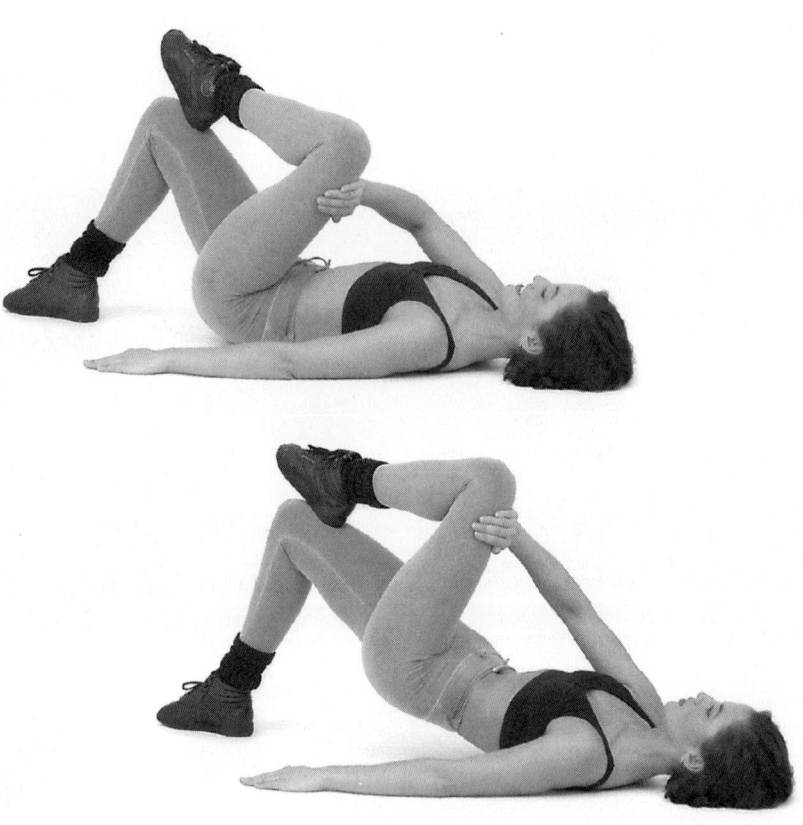

	Stufe 1	Stufe 2
Wdh.	8–10	10–12
Pause	–	30 sec
Wdh.	–	10–12

Strecken Sie mit einer leichten Seitneigung den oberen Arm. Halten Sie während der Übung bewußt den Rücken stabil. Spüren Sie der Muskelspannung nach, und wechseln Sie erst dann die Seite.

Variationen

Für einige Sekunden in der Endstellung bleiben.
Beide Arme sind nach oben gestreckt (rechts).

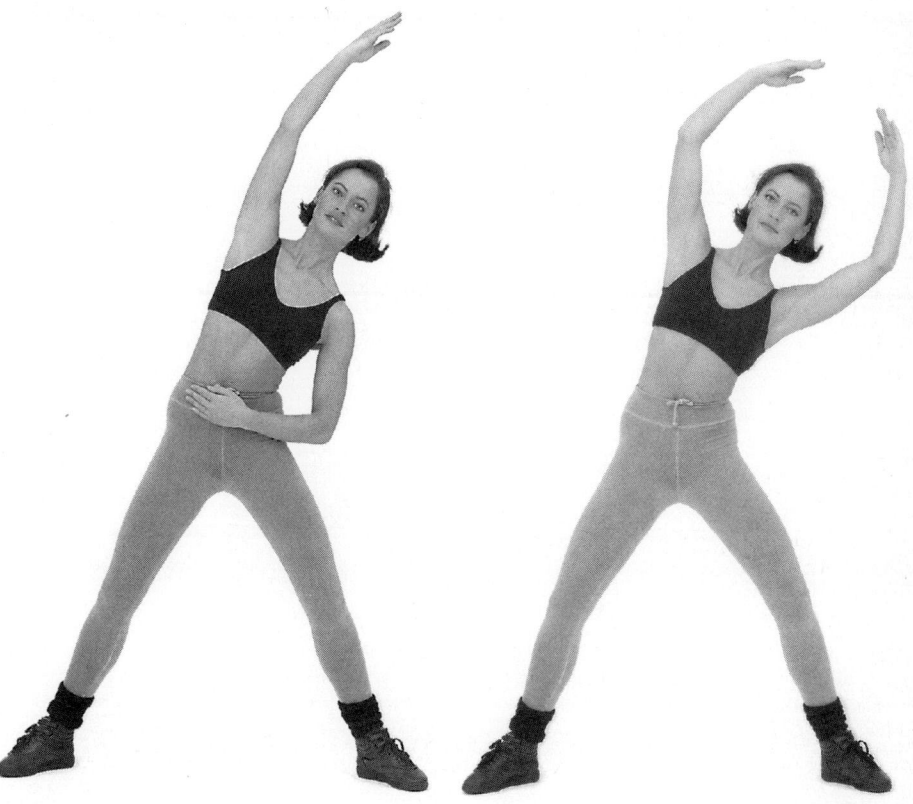

	Stufe 1	Stufe 2
Wdh.	8–10	10–12
Pause	–	30 sec
Wdh.	–	10–12

Strecken Sie abwechselnd Ihren rechten und linken Arm möglichst weit zur Decke. Ihr Oberkörper bleibt gerade, kippen Sie nicht zur Seite.

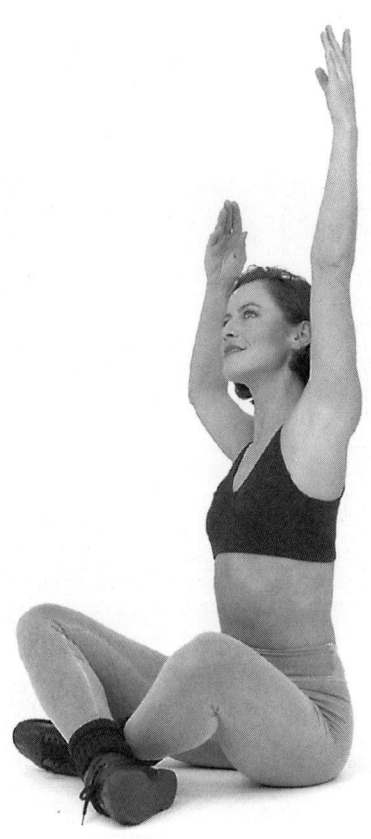

	Stufe 1	Stufe 2
Wdh.	8–10	10–12
Pause	–	30 sec
Wdh.	–	10–12

Führen Sie die gestreckten Arme von unten nach oben, die Handrücken berühren sich.

Variation

Für einige Sekunden in der Endpositi(

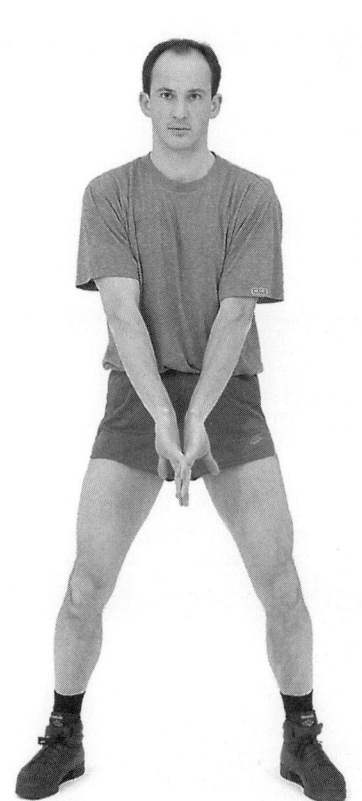
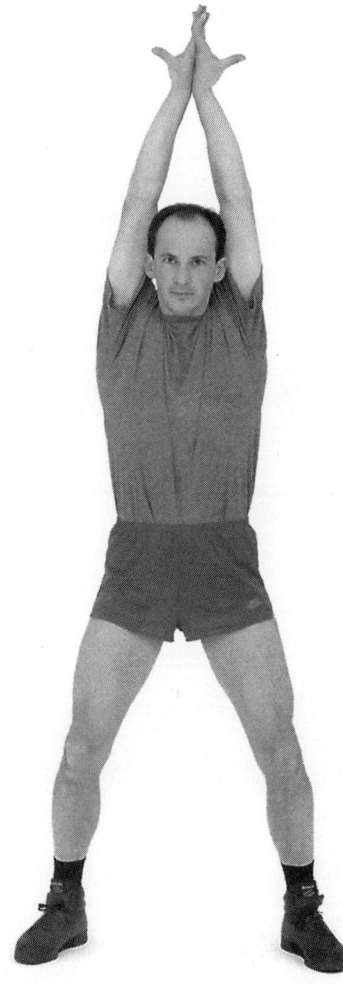

	Stufe 1	Stufe 2
Wdh.	8–10	10–12
Pause	–	30 sec
Wdh.	–	10–12

Bringen Sie die Arme vor Ihrem Körper zusammen, und führen Sie sie wieder bis auf Schulterhöhe nach außen. Bewegen Sie sich gleichmäßig, kontrolliert und unter ständiger Muskelanspannung.

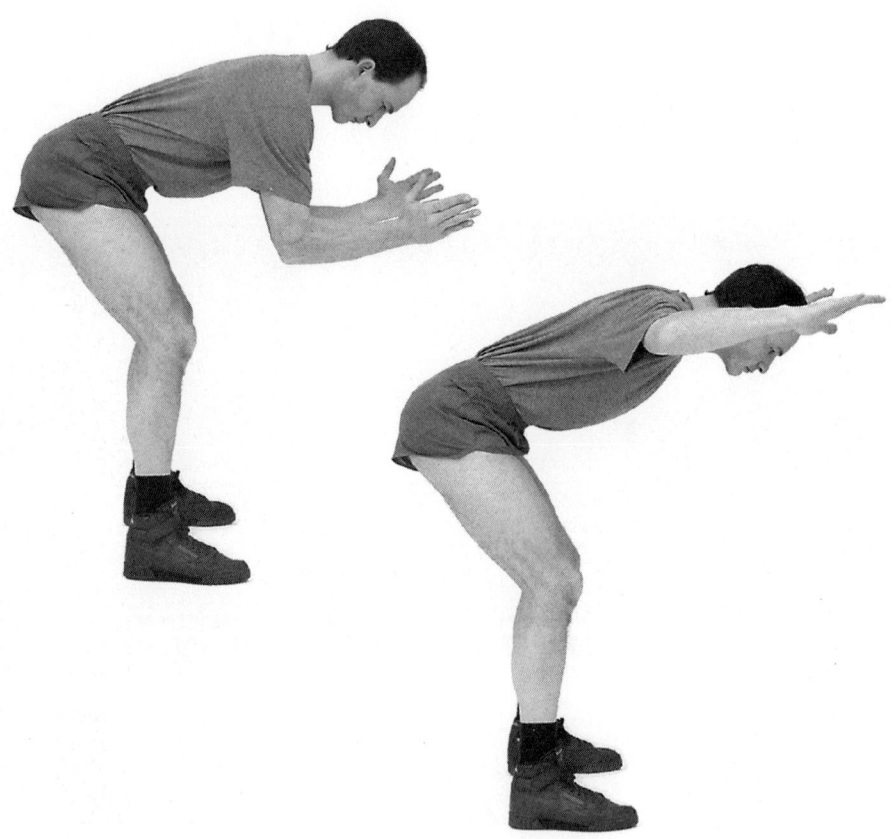

	Stufe 1	Stufe 2
Wdh.	8–10	10–12
Pause	–	30 sec
Wdh.	–	10–12

Strecken Sie bei vorgeneigtem Oberkörper die Arme nach vorn-unten.
Schließen Sie die Hände zur Faust, und ziehen Sie die Ellbogen maximal
weit nach hinten-oben.

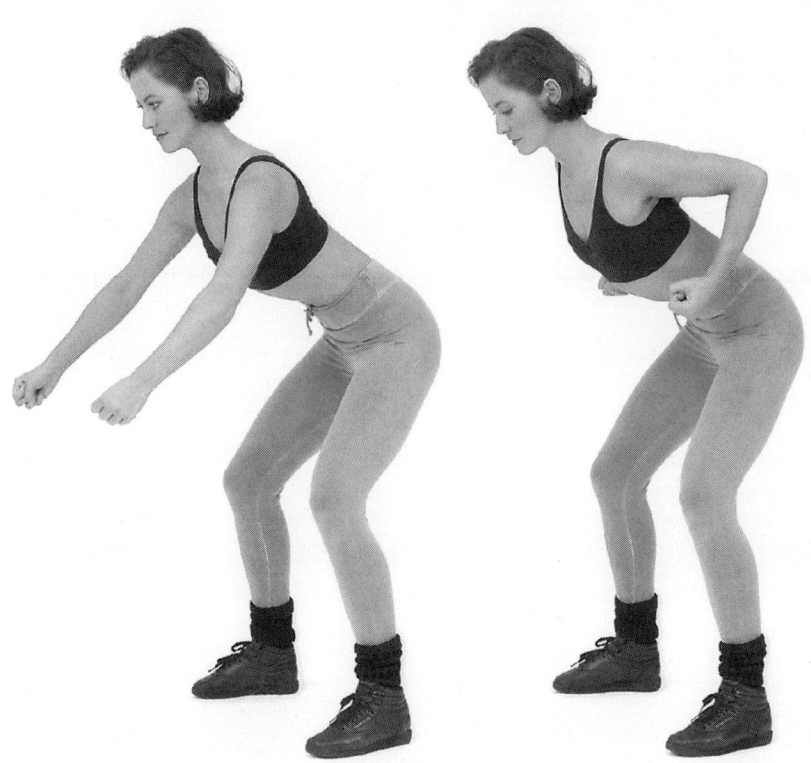

	Stufe 1	Stufe 2
Wdh.	8 – 10	10 – 12
Pause	–	30 sec
Wdh.	–	10 – 12

Führen Sie wechselnd die Ellbogen nach hinten, als wenn Sie einen Bogen spannen würden.

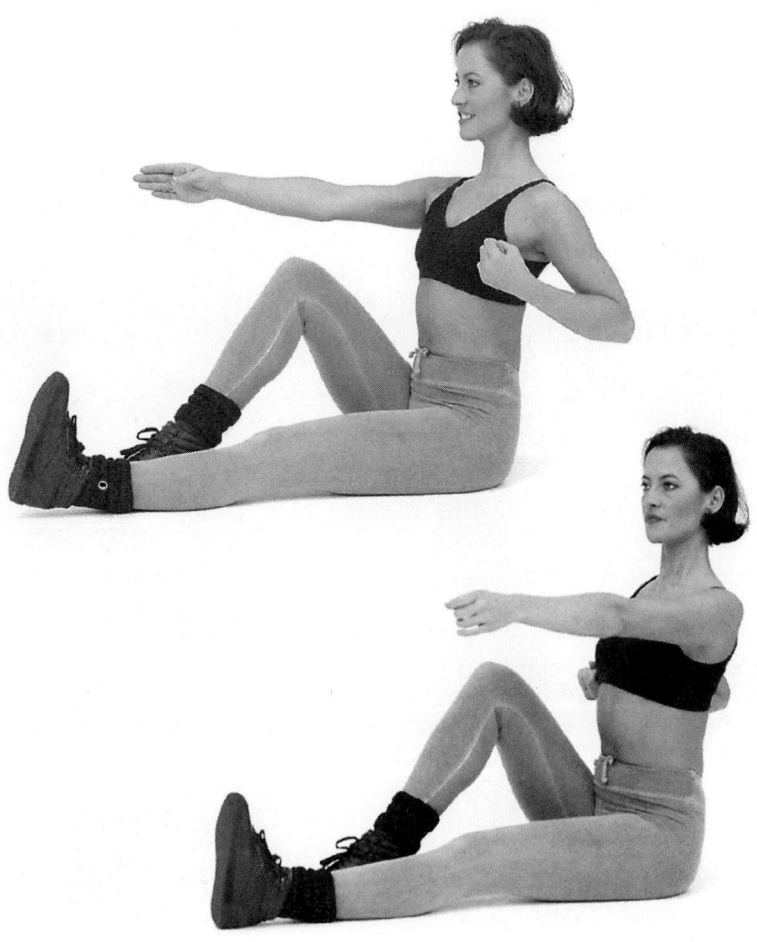

	Stufe 1	Stufe 2
Wdh.	8–10	10–12
Pause	–	30 sec
Wdh.	–	10–12

Bewegen Sie die Schultern vor und zurück.

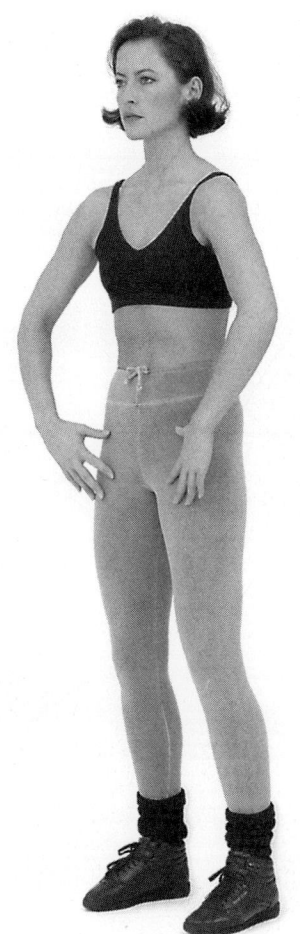 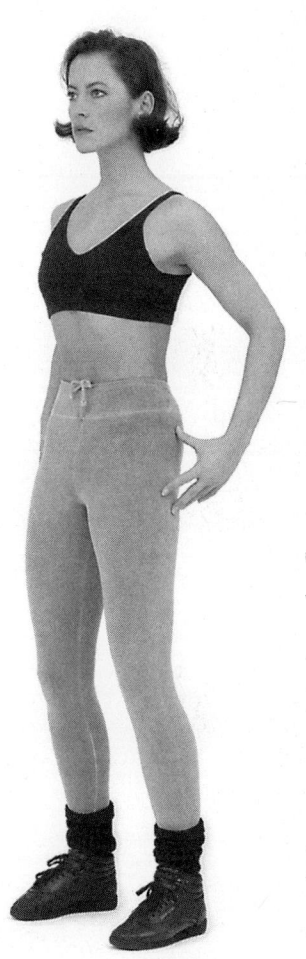

	Stufe 1	Stufe 2
Wdh.	8–10	10–12
Pause	–	30 sec
Wdh.	–	10–12

Liegestütz in vereinfachter Form. Die Beine liegen oberhalb der Kniegelenke auf einer weichen Unterlage auf.

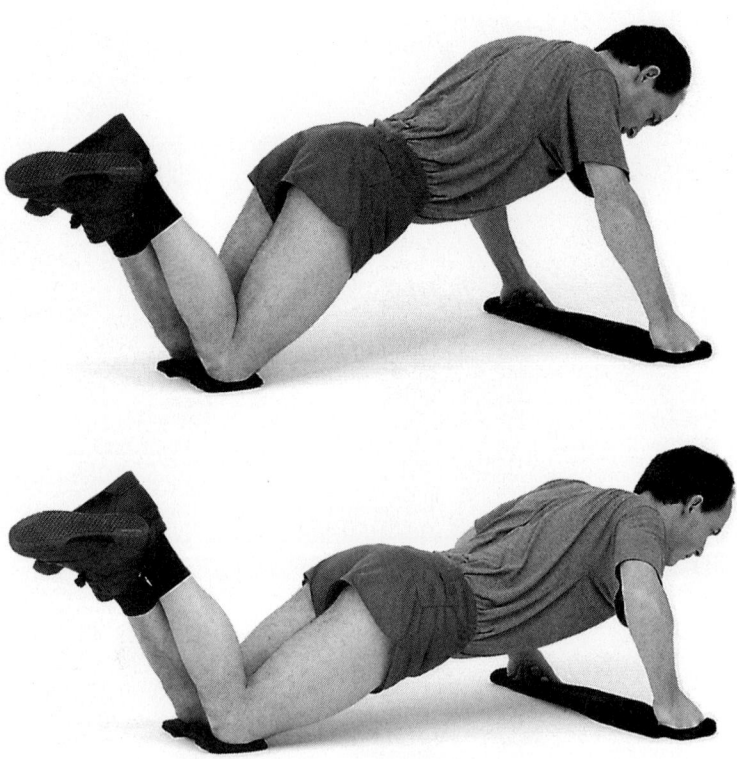

	Stufe 1	Stufe 2
Wdh.	8–10	10–12
Pause	–	30 sec
Wdh.	–	10–12

Schließen Sie die Arme vor Ihrem Körper mit gebeugten Ellbogen, und führen Sie sie vor Ihrem Körper nach oben und unten.

Variation

Während der Übung die Innenseiten der Arme fest gegeneinanderdrükken, dadurch wird die Brustmuskulatur stärker beansprucht.

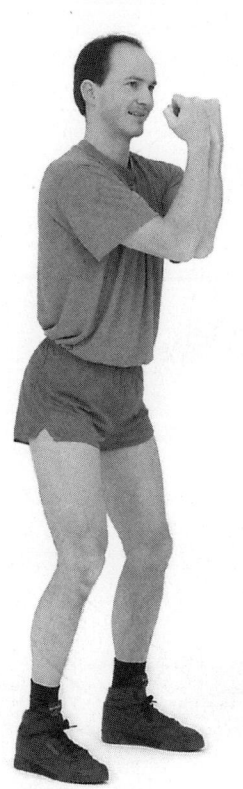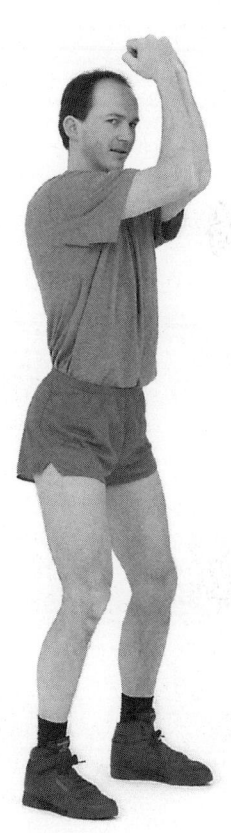

	Stufe 1	Stufe 2
Wdh.	8–10	10–12
Pause	–	30 sec
Wdh.	–	10–12

Der Oberkörper ist leicht abgehoben, strecken Sie die Arme seitlich aus, und drehen Sie sie im Schultergelenk.

Variationen

Führen Sie die seitlich gestreckten Arme nach vorne und nach hinten. Beschreiben Sie mit den gestreckten Armen leichte Kreise vor- und rückwärts.

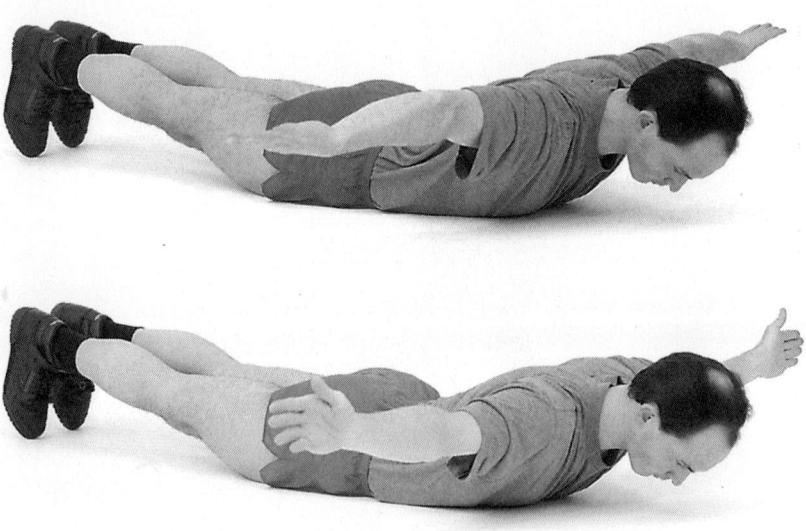

	Stufe 1	Stufe 2
Wdh.	8–10	10–12
Pause	–	30 sec
Wdh.	–	10–12

Strecken Sie die Arme nach vorn auf den Boden, und heben Sie abwechselnd den rechten und den linken Arm ab.

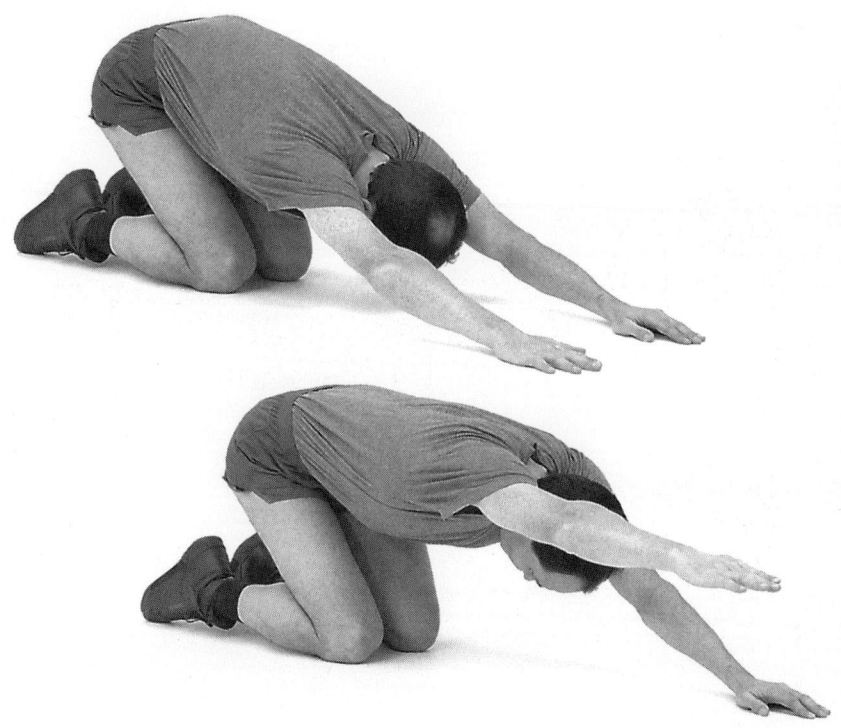

	Stufe 1	Stufe 2
Wdh.	8–10	10–12
Pause	–	30 sec
Wdh.	–	10–12

Heben Sie mit geradem Rücken den Oberkörper knapp über eine waage-
rechte Position an, und senken Sie ihn wieder ab.

Variationen
Für einige Sekunden in der Endstellung bleiben.
Den abgehobenen Körper langsam und kontrolliert nach links und nach
rechts drehen.

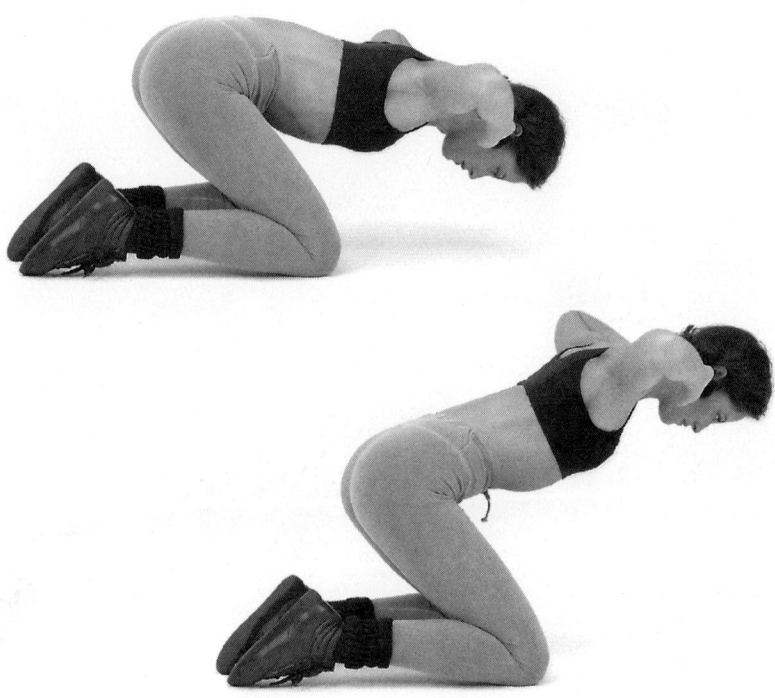

	Stufe 1	Stufe 2
Wdh.	8–10	10–12
Pause	–	30 sec
Wdh.	–	10–12

Richten Sie Ihren Oberkörper auf, und strecken Sie die Arme nach vorn.

Variationen

Führen Sie die Arme nach vorne und seitlich am Körper vorbei nach hinten.

Versuchen Sie im Wechsel mit der rechten und mit der linken Hand maximal weit nach vorn zu kommen.

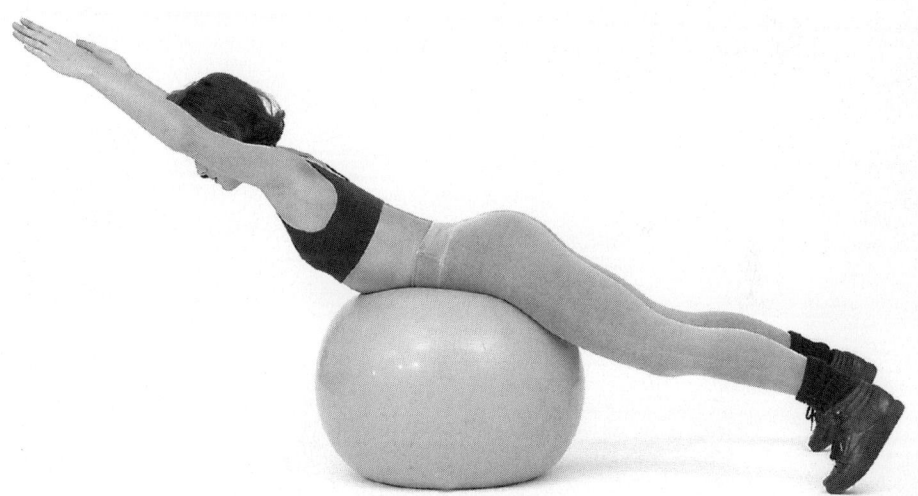

	Stufe 1	Stufe 2
Wdh.	8–10	10–12
Pause	–	30 sec
Wdh.	–	10–12

Mit nach vorn gestreckten Armen heben Sie den Oberkörper an. Versuchen Sie ganz besonders viel Spannung im Gesäß aufzubauen.

Variationen
Für einige Sekunden in der Endstellung bleiben.
Führen Sie die Arme seitlich in Schulterhöhe und wieder zurück.

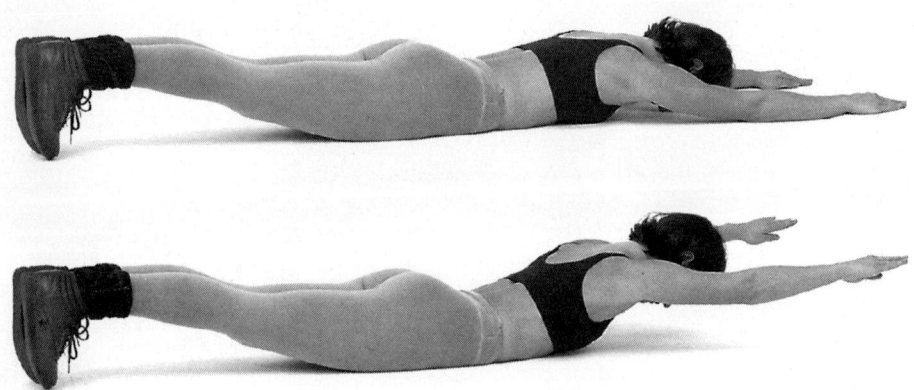

	Stufe 1	Stufe 2
Wdh.	8–10	10–12
Pause	–	30 sec
Wdh.	–	10–12

Mit nach vorn gestreckten Armen heben Sie den Oberkörper an, die Handflächen zeigen zum Boden. Sie führen die gestreckten Arme mit einer Drehung nach hinten, so daß die Handflächen zur Decke zeigen.

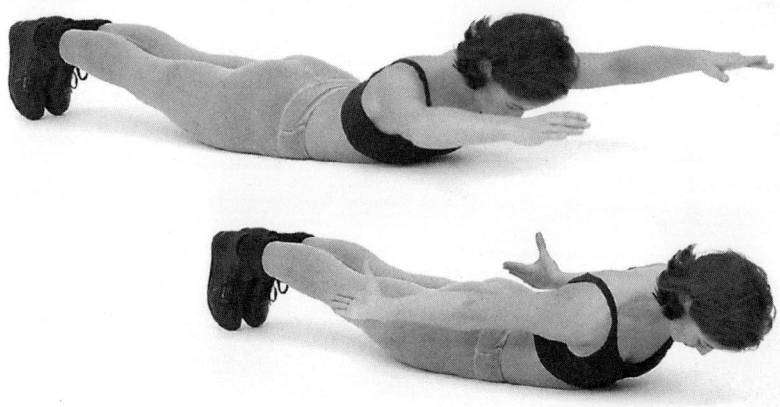

	Stufe 1	Stufe 2
Wdh.	8 – 10	10 – 12
Pause	–	30 sec
Wdh.	–	10 – 12

Sie heben gleichzeitig den Oberkörper und ein Bein an. Die Hände liegen an den Ohren an.

Variationen
Für einige Sekunden in der Endposition bleiben.
Das abgehobene Bein im Hüftgelenk ein- und ausdrehen.

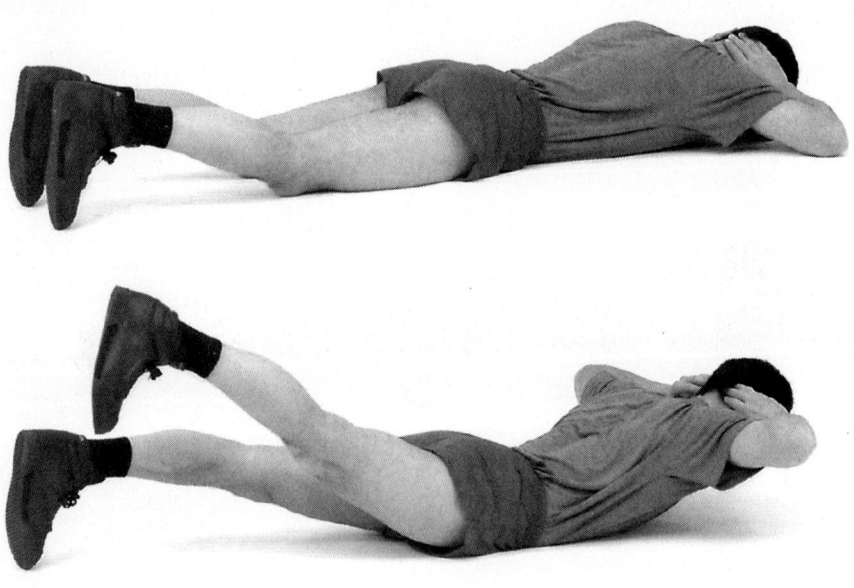

	Stufe 1	Stufe 2
Wdh.	8–10	10–12
Pause	–	30 sec
Wdh.	–	10–12

Führen Sie das gestreckte Bein nach oben bis in Verlängerung der Körperachse und wieder zurück.

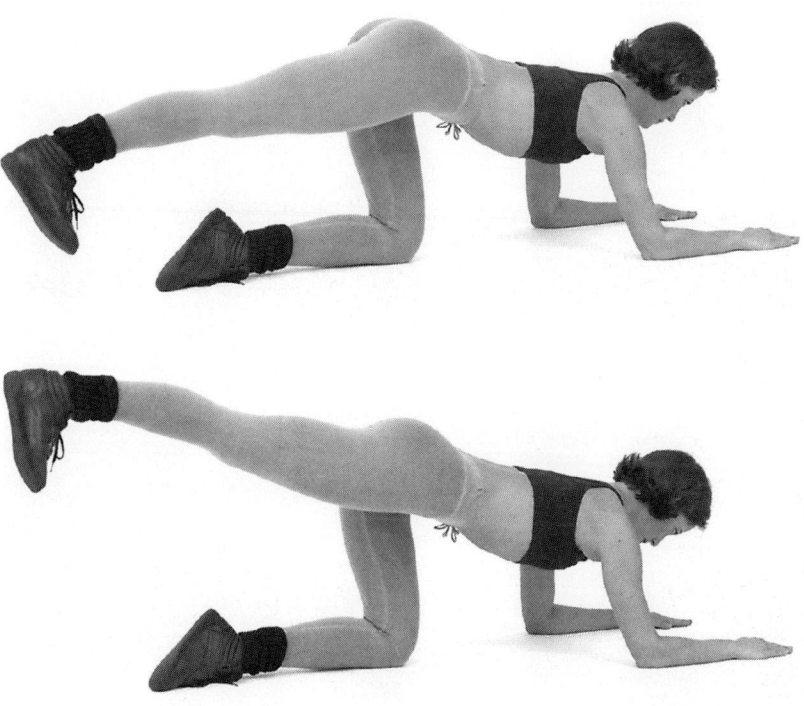

	Stufe 1	Stufe 2
Wdh.	8–10	10–12
Pause	–	30 sec
Wdh.	–	10–12

Drehen Sie den gestreckten Oberkörper nach rechts und nach links.
Nicht schwunghaft drehen, sondern langsam und muskulär kontrolliert.

Variation
Für einige Sekunden in der Endposition bleiben.

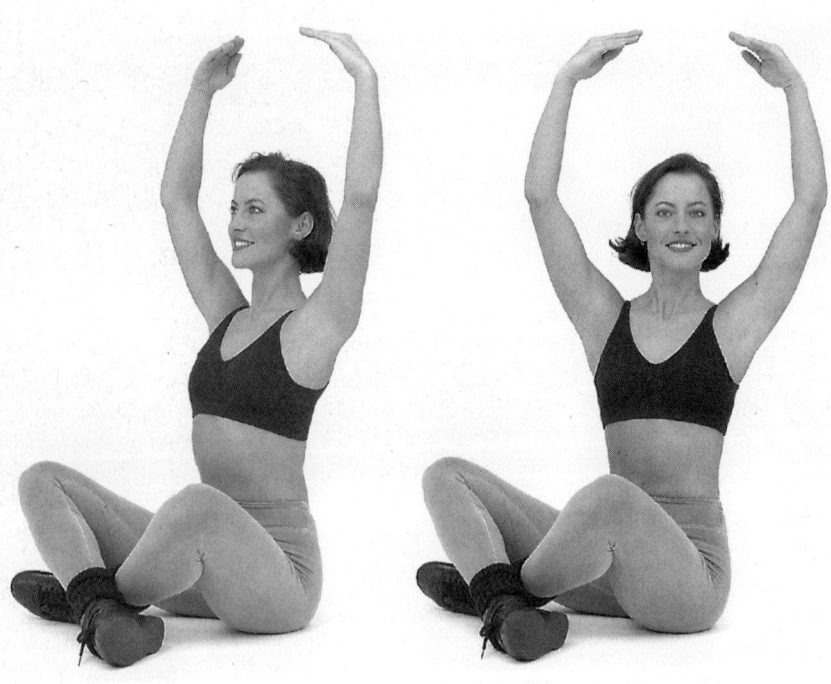

	Stufe 1	Stufe 2
Wdh.	8–10	10–12
Pause	–	30 sec
Wdh.	–	10–12

Schieben Sie sich ein Kissen unter die Lendenwirbelsäule. Verschränken Sie die Arme vor der Brust, und heben Sie Kopf und Oberkörper an, aber nicht ganz nach oben kommen.

Variation
Für einige Sekunden in der Endposition bleiben.

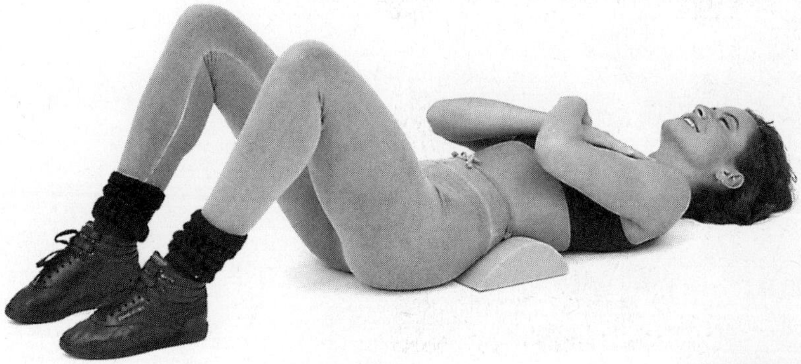

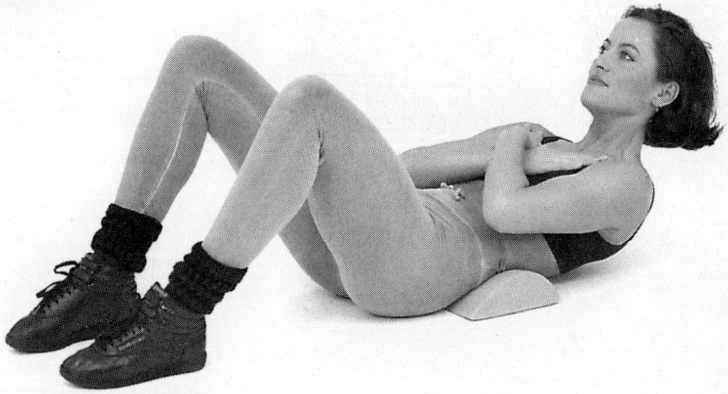

	Stufe 1	Stufe 2
Wdh.	8–10	10–12
Pause	–	30 sec
Wdh.	–	10–12

Schieben Sie sich ein Kissen unter die Lendenwirbelsäule. Ein Bein ist aufgestellt, das andere Bein gestreckt, die Fußspitzen sind angezogen. Mit gestreckten Armen heben Sie Ihren Oberkörper an.
Vorsicht bei Ischiasbeschwerden!

Variationen
Für einige Sekunden in der Endposition bleiben.
Für einige Sekunden in der oberen, einer mittleren und der unteren Position bleiben.

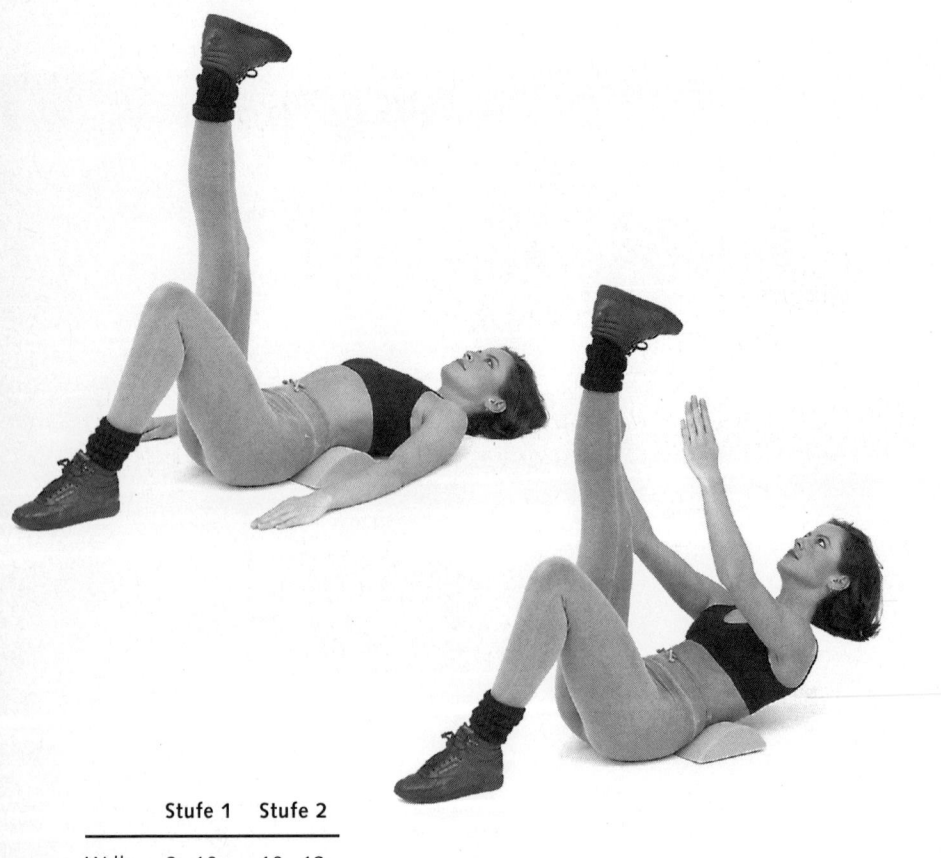

	Stufe 1	Stufe 2
Wdh.	8–10	10–12
Pause	–	30 sec
Wdh.	–	10–12

Heben Sie Kopf und Oberkörper leicht an, der rechte Arm ist seitlich am Körper gestreckt, die linke Hand liegt auf dem Bauch.

Variationen
Für einige Sekunden in der Endposition bleiben.
Beim Hochkommen führt einmal die rechte, einmal die linke Schulter die Bewegung (schräge Bauchmuskulatur).

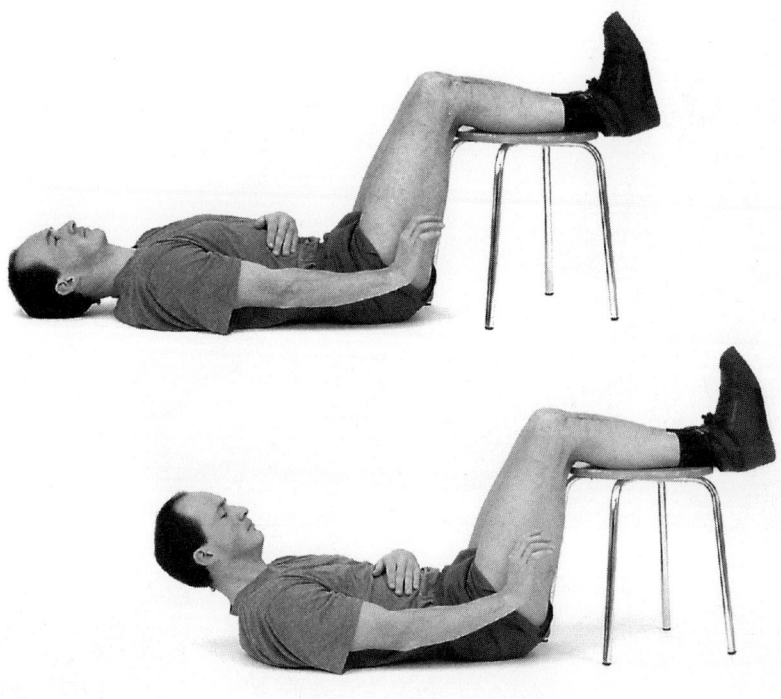

	Stufe 1	Stufe 2
Wdh.	8–10	10–12
Pause	–	30 sec
Wdh.	–	10–12

Heben Sie aus dieser Position Ihr Gesäß an.

Variation
Für einige Sekunden in der abgehobenen Position bleiben.

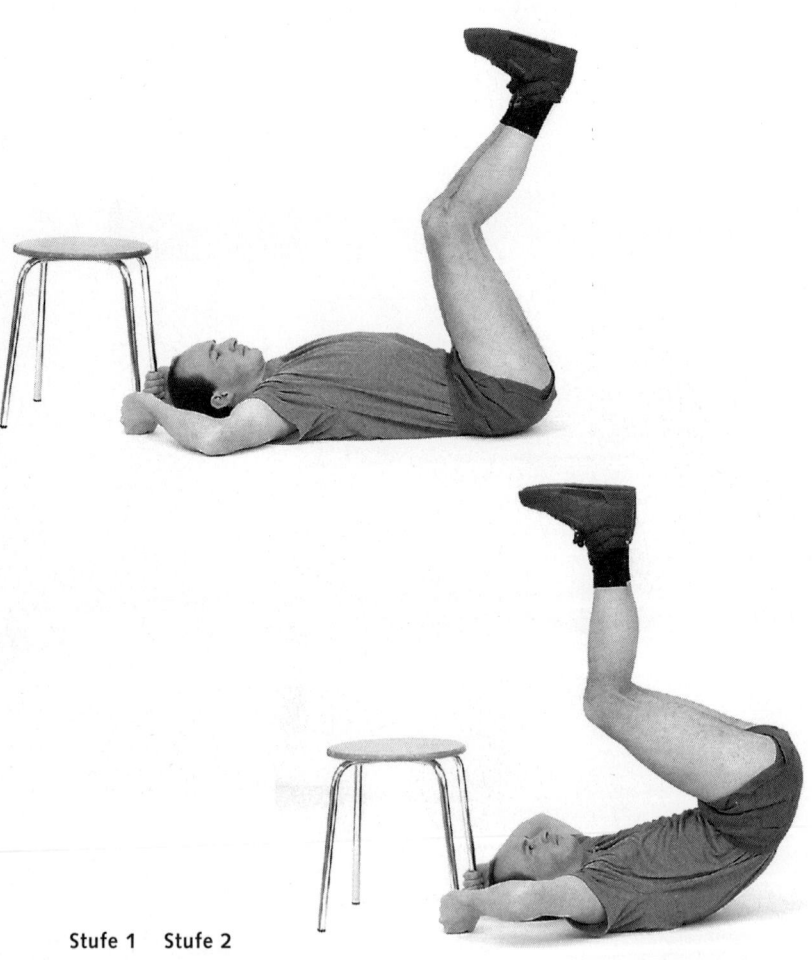

	Stufe 1	Stufe 2
Wdh.	8–10	10–12
Pause	–	30 sec
Wdh.	–	10–12

Heben Sie mit einer leichten Einwärtsdrehung Kopf und Schultern an.

Variation
Für einige Sekunden in der abgehobenen Position bleiben.

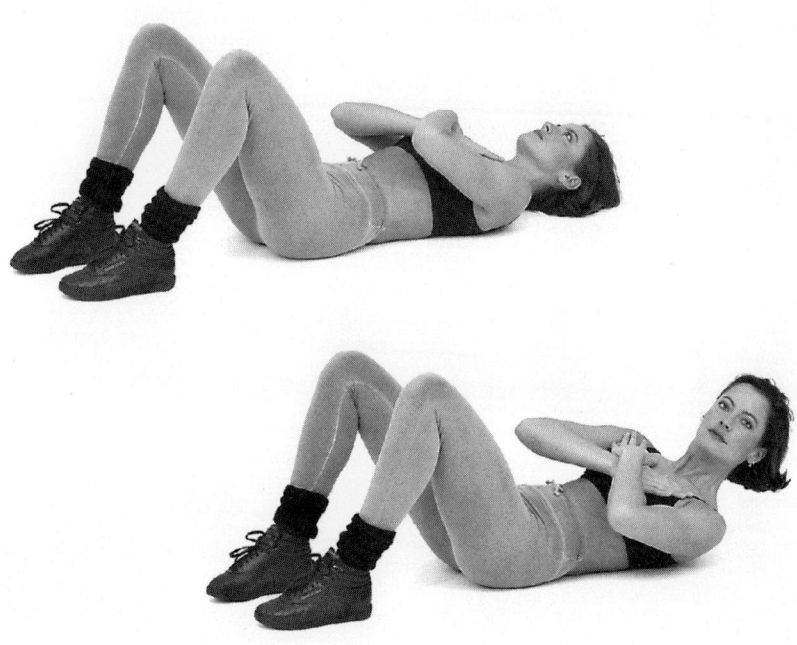

	Stufe 1	Stufe 2
Wdh.	8–10	10–12
Pause	–	30 sec
Wdh.	–	10–12

Heben Sie den Kopf und Oberkörper vom Boden ab, und bringen Sie den rechten Ellbogen zum linken Kniegelenk. Nach einigen Wiederholungen Seite wechseln.

Variation
Für einige Sekunden in der Endposition bleiben.

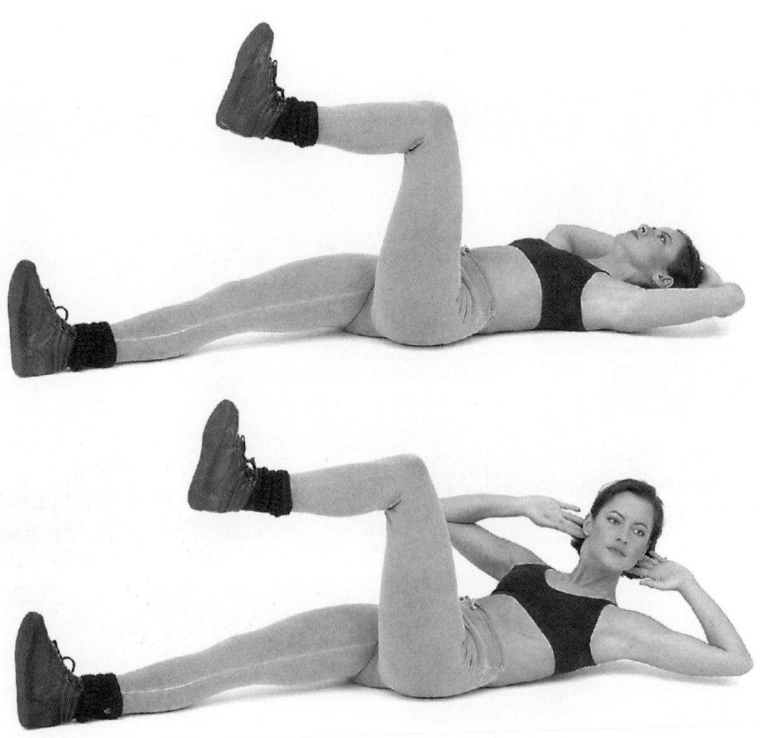

	Stufe 1	Stufe 2
Wdh.	8–10	10–12
Pause	–	30 sec
Wdh.	–	10–12

Heben Sie mit einer leichten Einwärtsdrehung Kopf und Schultern an.
Die Hände sind leicht auf den Kopf aufgelegt.

Variation
Für einige Sekunden in der abgehobenen Position bleiben.

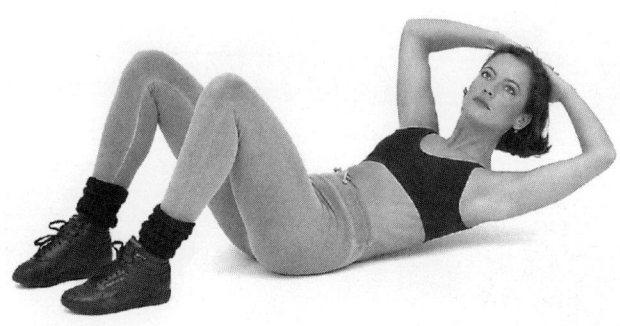

	Stufe 1	Stufe 2
Wdh.	8–10	10–12
Pause	–	30 sec
Wdh.	–	10–12

Heben Sie mit einer leichten Einwärtsdrehung Kopf und Schultern an. Ein Bein ist über das andere geschlagen, die Arme sind vor der Brust verschränkt.

Variationen
Für einige Sekunden in der abgehobenen Position bleiben.

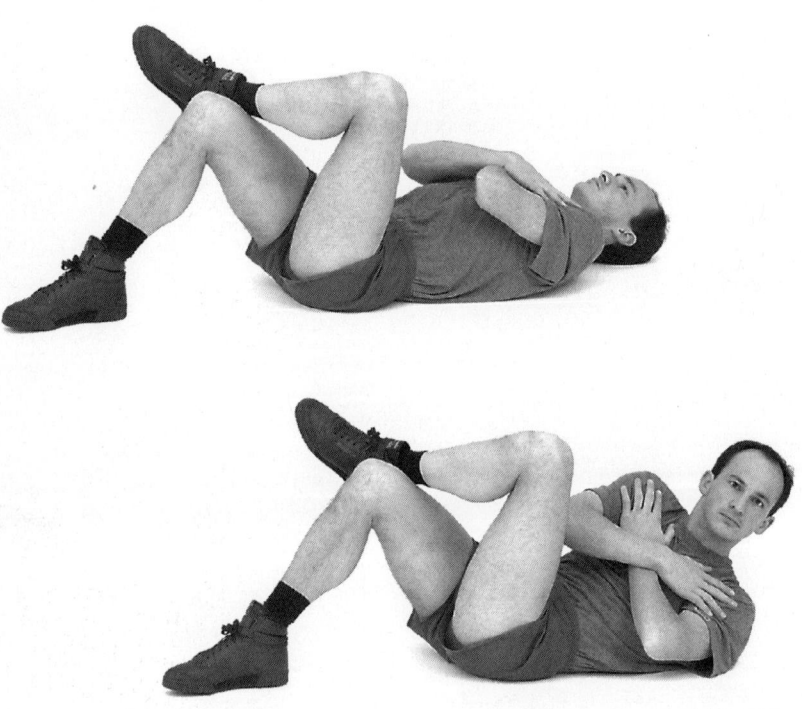

	Stufe 1	Stufe 2
Wdh.	8–10	10–12
Pause	–	30 sec
Wdh.	–	10–12

Heben Sie mit einer leichten Einwärtsdrehung Kopf und Schultern an.
Das rechte Bein ist zur Decke gestreckt, das links Bein am Boden, die
Arme sind vor der Brust verschränkt.
Vorsicht bei Ischiasbeschwerden!

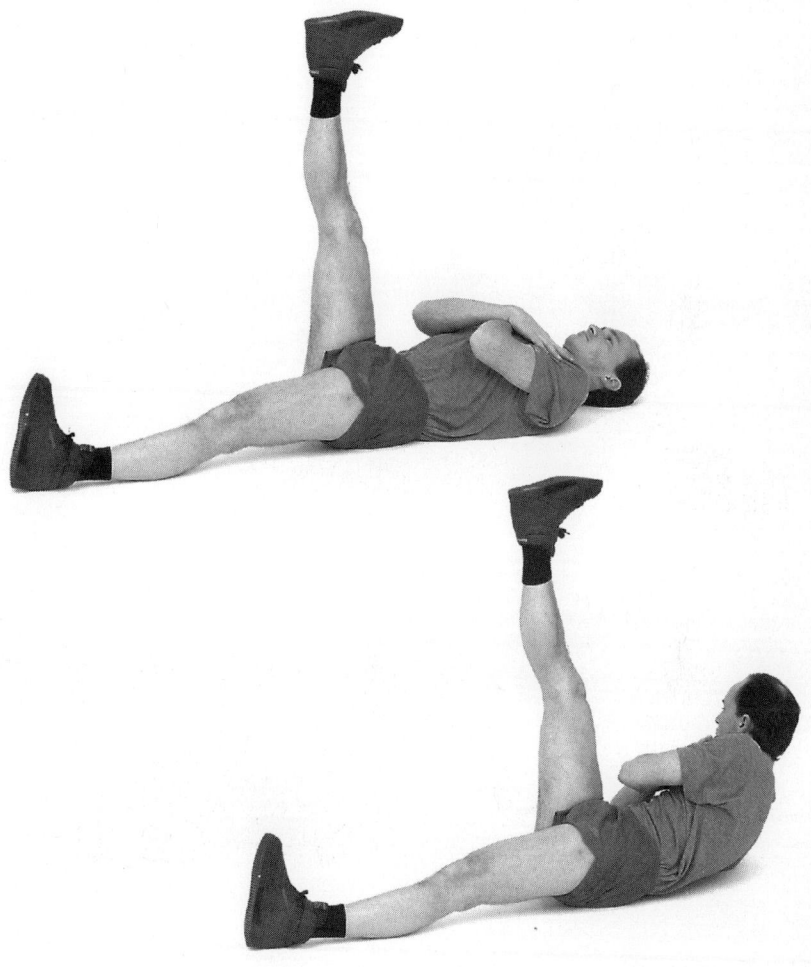

Wdh.	8–10	10–12
Pause	–	30 sec
Wdh.	–	10–12

Stellen Sie beide Beine gebeugt auf den Boden auf, die Arme sind seitlich gestreckt. Strecken Sie das rechte Bein, halten Sie die Position für einige Sekunden, und gehen Sie wieder in die Ausgangsposition zurück.
Vorsicht bei Beschwerden an der Halswirbelsäule.

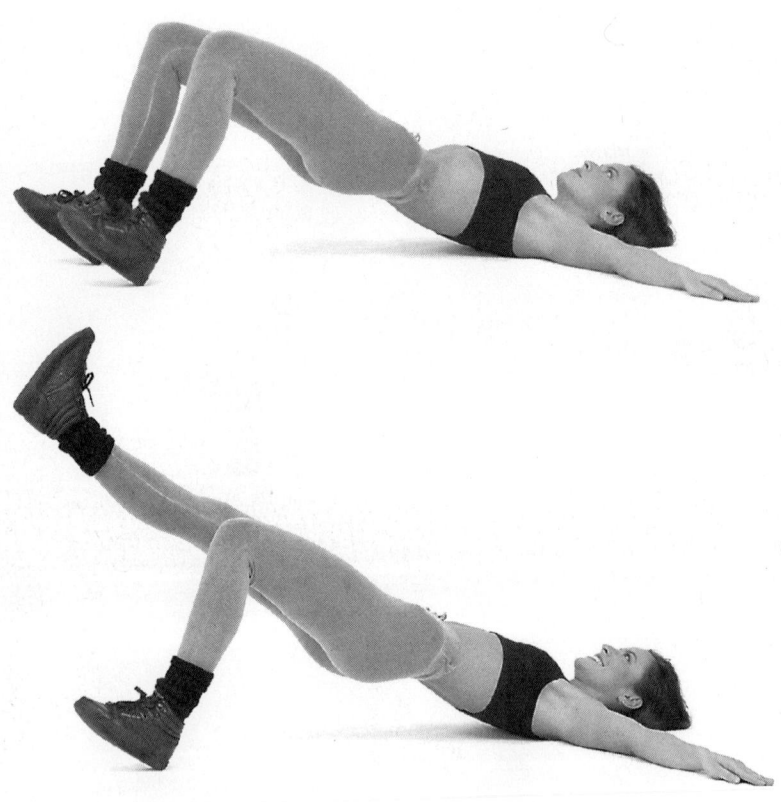

	Stufe 1	Stufe 2
Wdh.	8 – 10	10 – 12
Pause	–	30 sec
Wdh.	–	10 – 12

Strecken Sie das rechte Bein nach oben, und senken Sie es wieder.
Während der gesamten Übung ist der Rücken gerade.
Führen Sie die Übung nur dann durch, wenn Sie genügend Kraft haben,
um den Schultergürtel ausreichend zu fixieren.
Vorsicht bei Ischias- und Halswirbelsäulenbeschwerden.

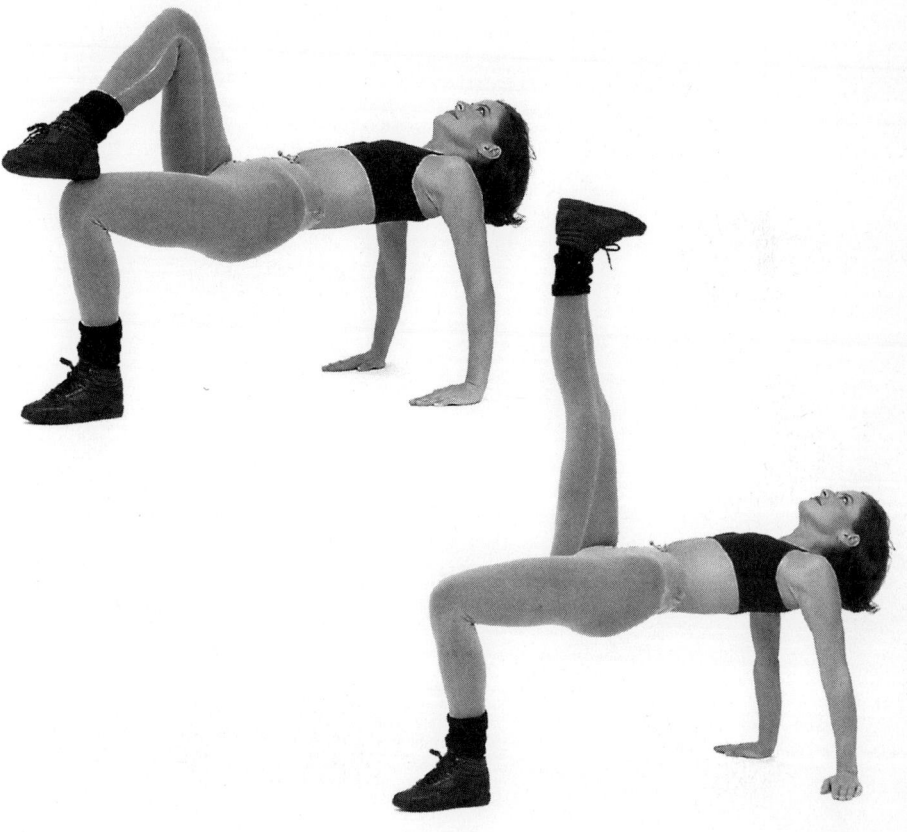

	Stufe 1	Stufe 2
Wdh.	8–10	10–12
Pause	–	30 sec
Wdh.	–	10–12

Heben und senken Sie das rechte Bein. Der Fuß ist leicht nach außen gedreht. Halten Sie die abgehobene Position so lange, bis Sie ein Ziehen im Po verspüren.

Variation
Das abgehobene Bein im Hüftgelenk nach innen und nach außen drehen. Das Bein im Knie beugen und abheben.

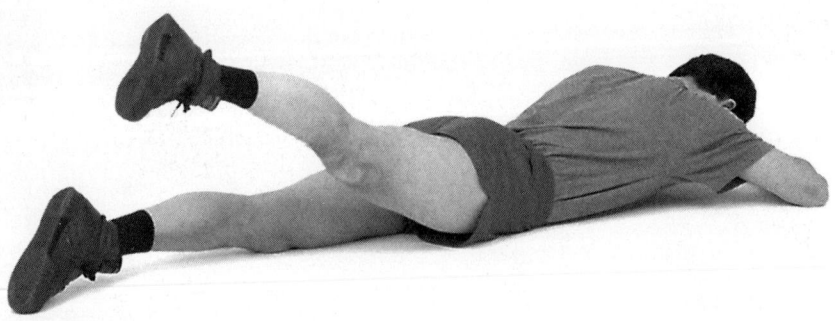

	Stufe 1	Stufe 2
Wdh.	8–10	10–12
Pause	–	30 sec
Wdh.	–	10–12

Heben Sie gleichzeitig den gestreckten rechten Arm und das gestreckte linke Bein an.

Das Becken bleibt am Boden, nicht ‹ausdrehen›.

Variation

Für einige Sekunden in der abgehobenen Position bleiben.

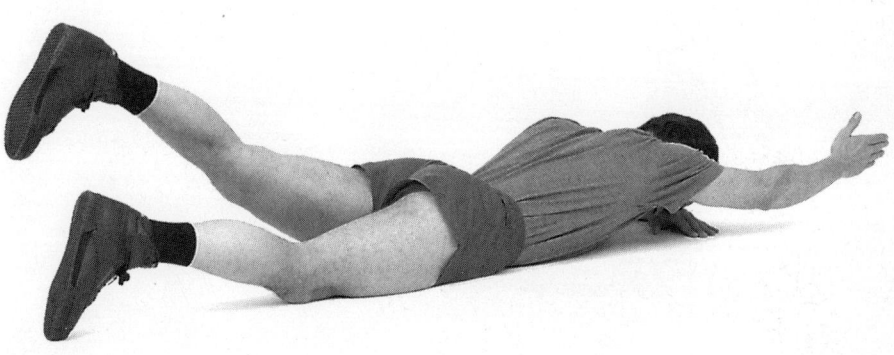

	Stufe 1	Stufe 2
Wdh.	8 – 10	10 – 12
Pause	–	30 sec
Wdh.	–	10 – 12

Beugen Sie die Knie, und heben Sie durch intensives Anspannen der Gesäßmuskulatur die Oberschenkel vom Boden ab.

Variation

Für einige Sekunden in der abgehobenen Position bleiben.
Die Beine gestreckt abheben.

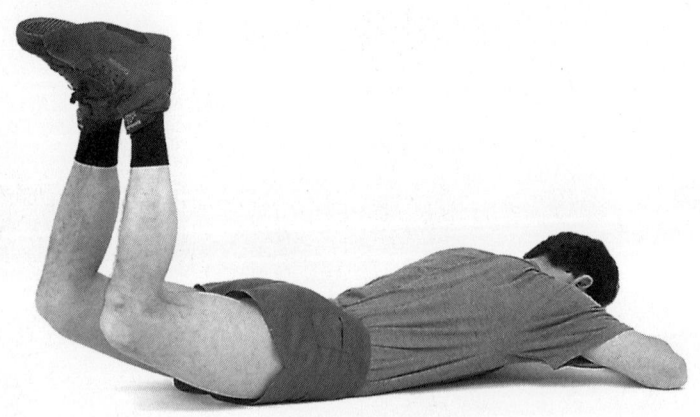

	Stufe 1	Stufe 2
Wdh.	8–10	10–12
Pause	–	30 sec
Wdh.	–	10–12

Heben Sie das rechte Bein gestreckt ab. Beugen Sie es anschließend und strecken es wieder. Behalten Sie dabei immer einen geraden Rücken bei; der Oberschenkel des angehobenen Beins bleibt immer in Verlängerung des Oberkörpers.
Das Becken nicht ‹ausdrehen›.

Variation
In der gestreckten und der gebeugten Beinposition federn.

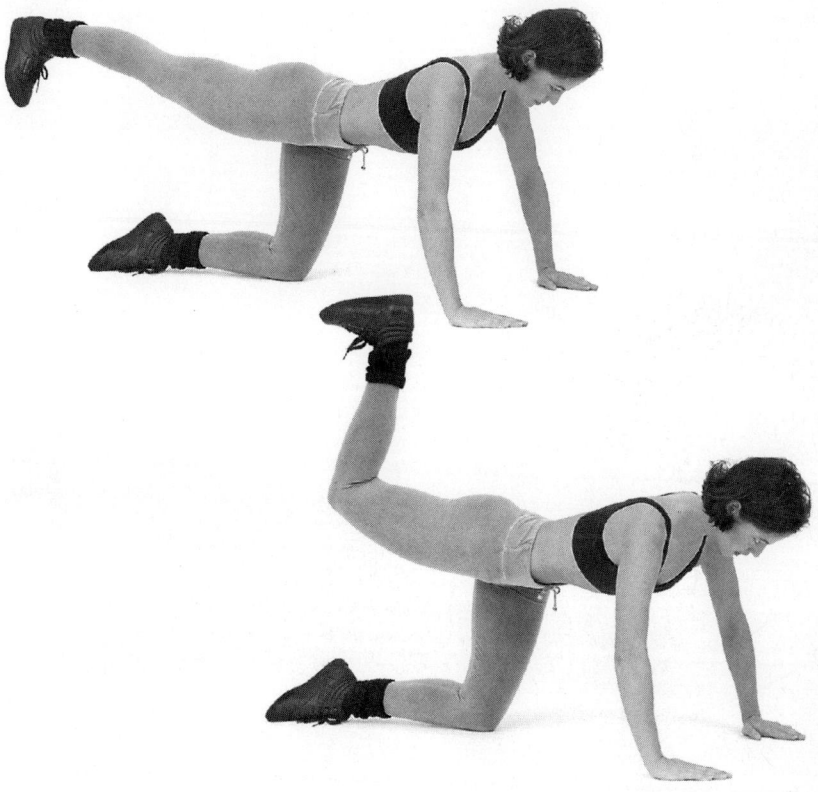

	Stufe 1	Stufe 2
Wdh.	8–10	10–12
Pause	–	30 sec
Wdh.	–	10–12

Heben und senken Sie Ihr Becken.

Das Becken nur so weit anheben, daß es in der Körperlängsachse liegt.

Kein Hohlkreuz!

Variation

Für einige Sekunden in der abgehobenen Position bleiben.

Ein Bein anheben.

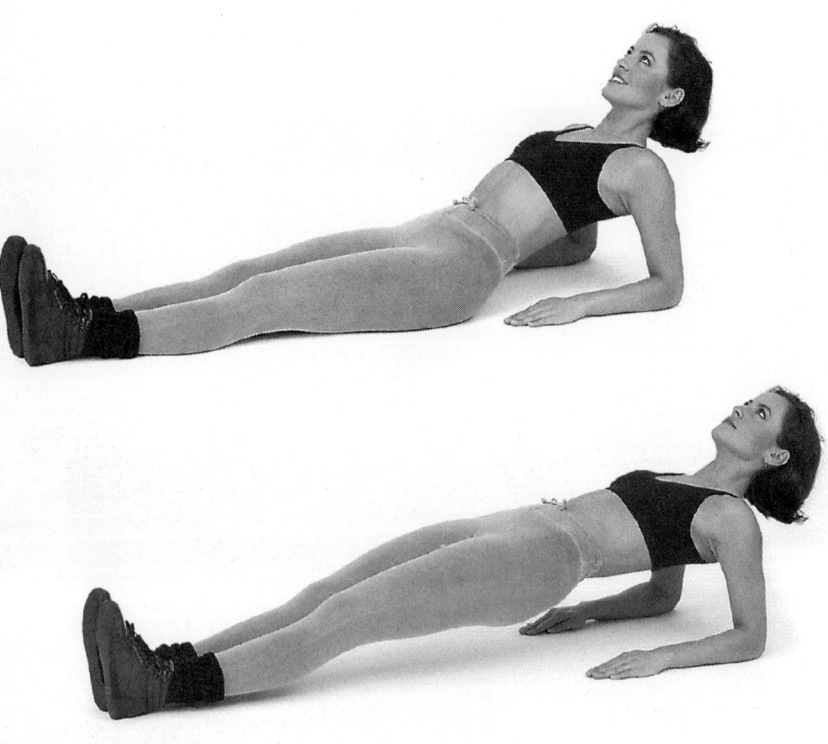

	Stufe 1	Stufe 2
Wdh.	8–10	10–12
Pause	–	30 sec
Wdh.	–	10–12

Halten Sie das obere Bein abgespreizt, und heben und senken Sie das untere Bein.

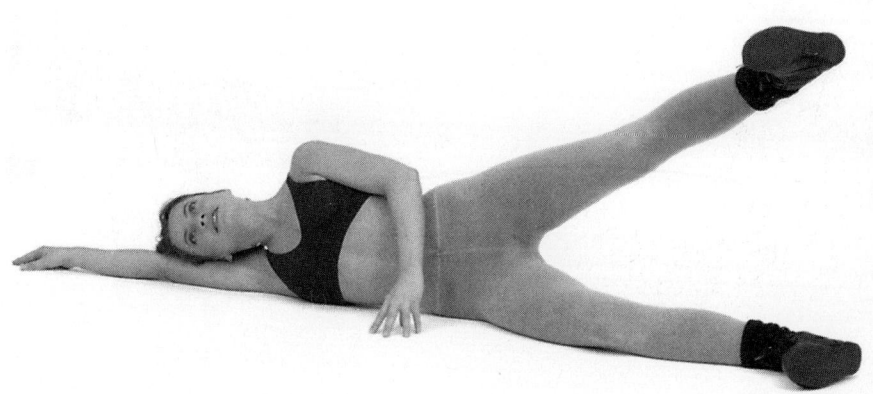

	Stufe 1	Stufe 2
Wdh.	8–10	10–12
Pause	–	30 sec
Wdh.	–	10–12

Führen Sie das gebeugte Bein nach außen-oben und halten es kurz in dieser Position. Achten Sie darauf, daß das Becken immer parallel zum Boden bleibt und nicht seitlich wegkippt.

Variationen

In der abgespreizten Position federn.

Jeweils für einige Sekunden in der oberen, einer mittleren und der unteren Position bleiben.

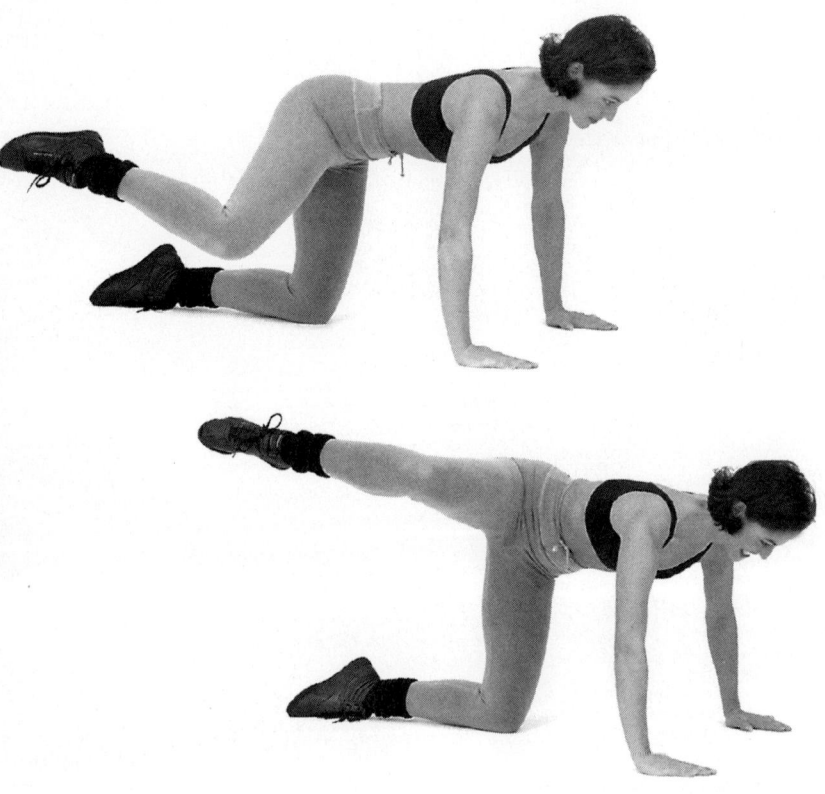

	Stufe 1	Stufe 2
Wdh.	8–10	10–12
Pause	–	30 sec
Wdh.	–	10–12

Heben und senken Sie Ihr Becken. Achten Sie darauf, daß die Beinposition unverändert bleibt und Ihr Becken während der gesamten Übung nicht seitlich ‹abkippt›.
Vorsicht bei Halswirbelsäulenbeschwerden.

Variation

Für einige Sekunden in der abgehobenen Position bleiben.

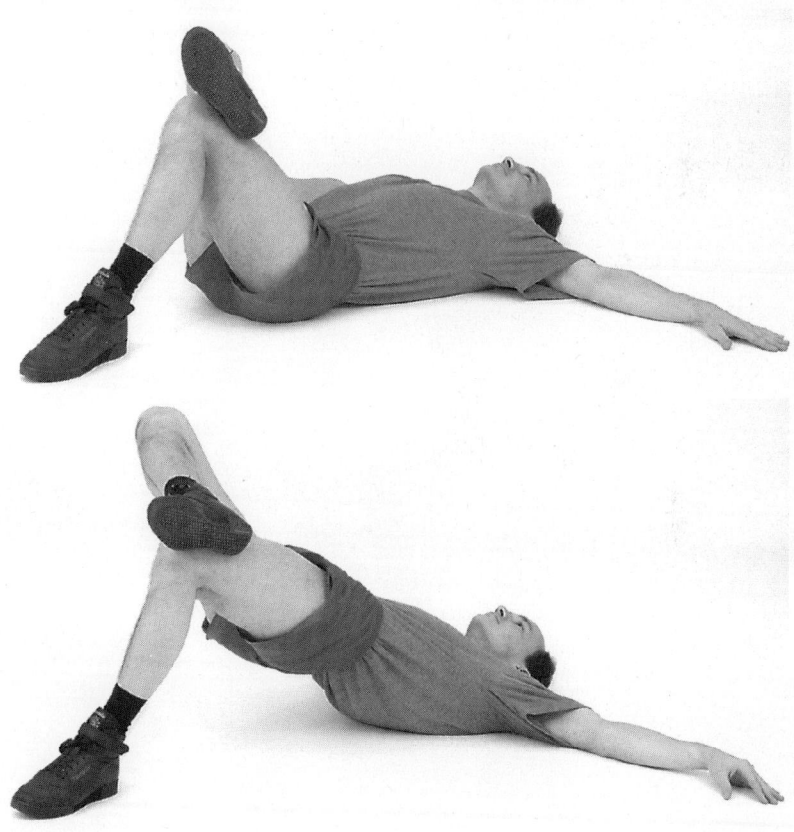

	Stufe 1	Stufe 2
Wdh.	8–10	10–12
Pause	–	30 sec
Wdh.	–	10–12

Beugen Sie ein Knie, und führen Sie den Oberschenkel des gebeugten Beines durch intensives Anspannen der Gesäßmuskulatur nach oben und wieder zurück.
Das abgehobene Bein in der Hüfte nur so weit strecken, daß das Becken nicht ‹ausgedreht› wird.

Variation
Für einige Sekunden in der abgehobenen Position bleiben.

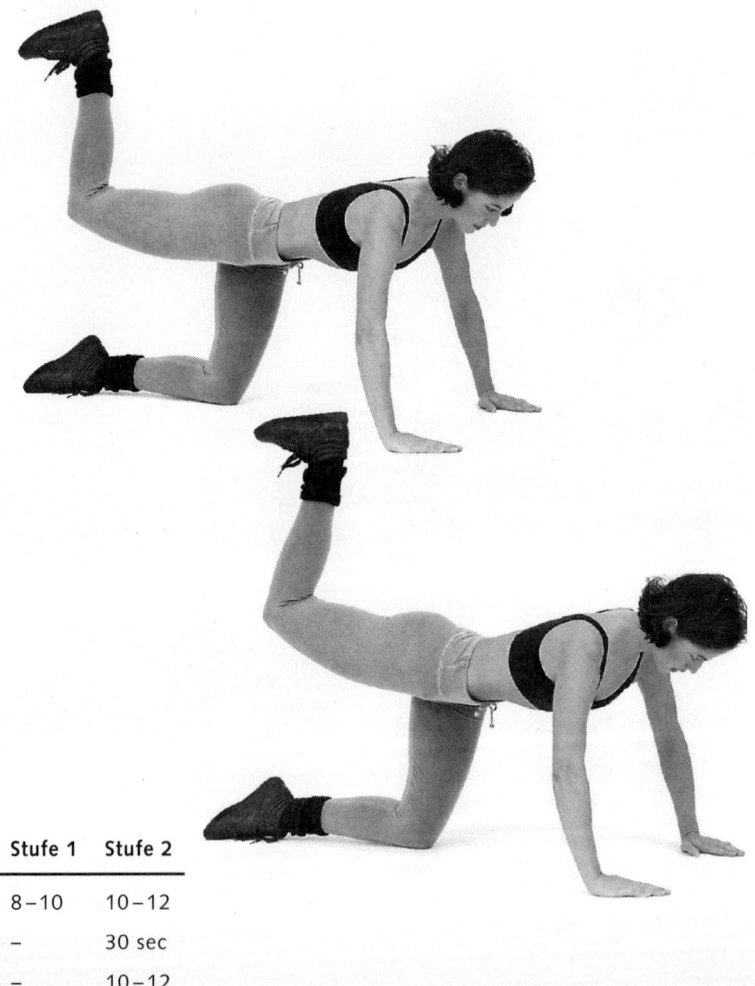

	Stufe 1	Stufe 2
Wdh.	8–10	10–12
Pause	–	30 sec
Wdh.	–	10–12

Die angewinkelten Beine werden mit den Unterschenkeln nach innen und nach außen gedreht.
Das Becken behält ständigen Bodenkontakt.

Variation
Für einige Sekunden in der Endposition bleiben.

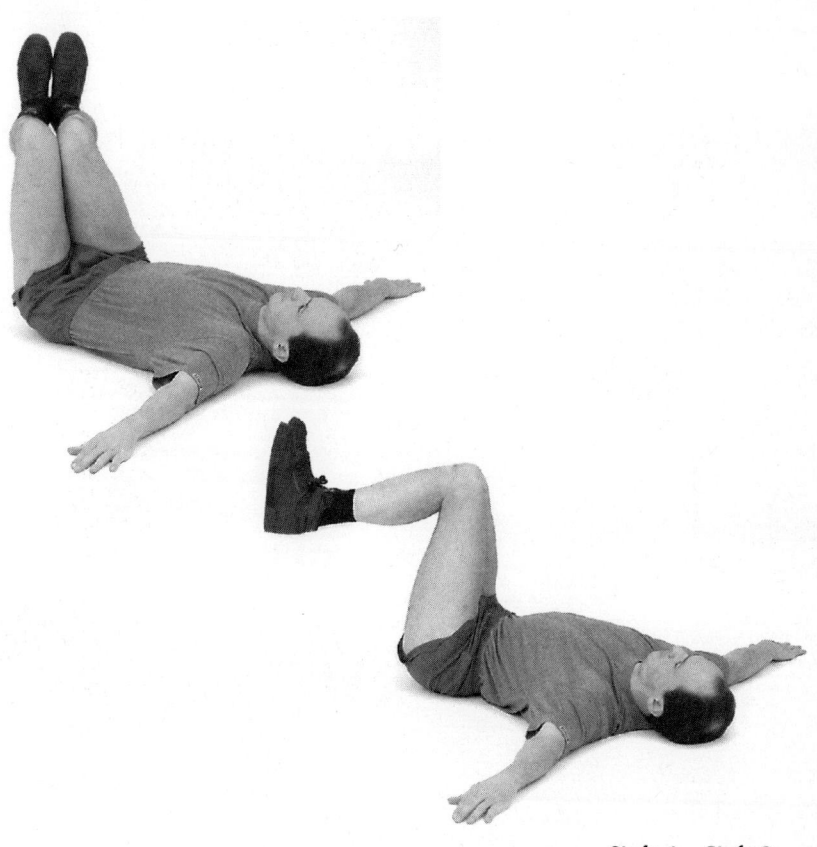

	Stufe 1	Stufe 2
Wdh.	8–10	10–12
Pause	–	30 sec
Wdh.	–	10–12

Stützen Sie im vorderen Ausfallschritt die Hände auf den rechten Oberschenkel. Senken und heben Sie Ihren Körper. Die Kraft kommt dabei
aus dem vorderen Bein.
Vorsicht bei Kniegelenkbeschwerden.

Variationen
Mehr oder weniger stark auf dem Oberschenkel abstützen.

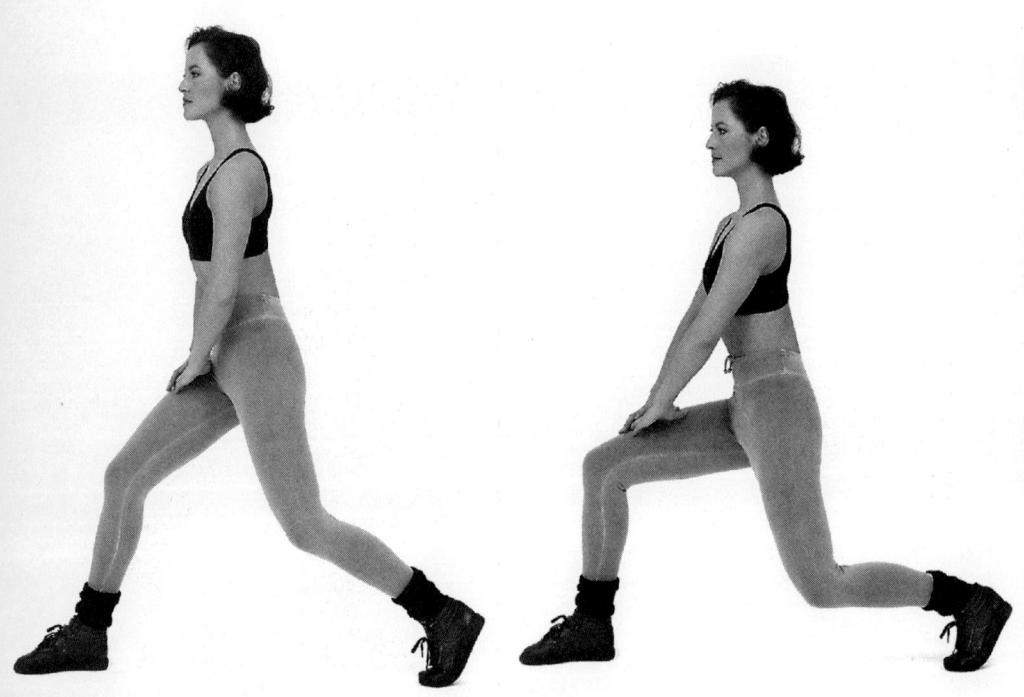

	Stufe 1	Stufe 2
Wdh.	8–10	10–12
Pause	–	30 sec
Wdh.	–	10–12

Führen Sie das gestreckte Bein mit einer leichten Außendrehung in der Hüfte so weit wie möglich nach hinten.
Kein Kippen des Beckens, kein Hohlkreuz!

Variation
Endposition für einige Sekunden halten.

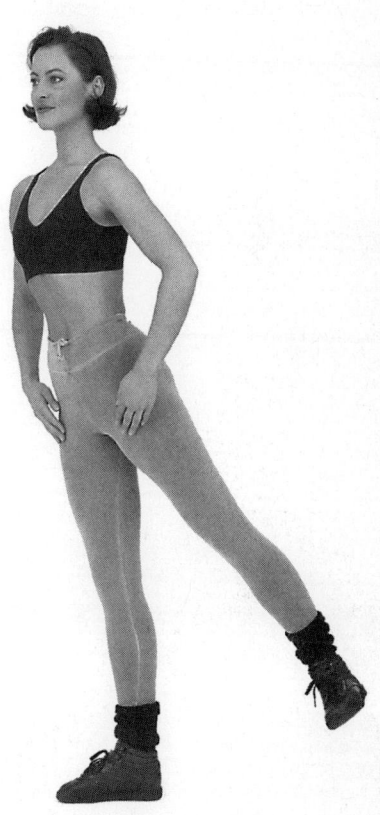

	Stufe 1	Stufe 2
Wdh.	8–10	10–12
Pause	–	30 sec
Wdh.	–	10–12

Führen Sie das gestreckte Bein mit einer leichten Außendrehung in der Hüfte so weit wie möglich nach hinten, strecken Sie dabei Ihren rechten Arm in Verlängerung der Körperlängsachse.
Kein Kippen des Beckens, kein Hohlkreuz!

Variation
Endposition für einige Sekunden halten.

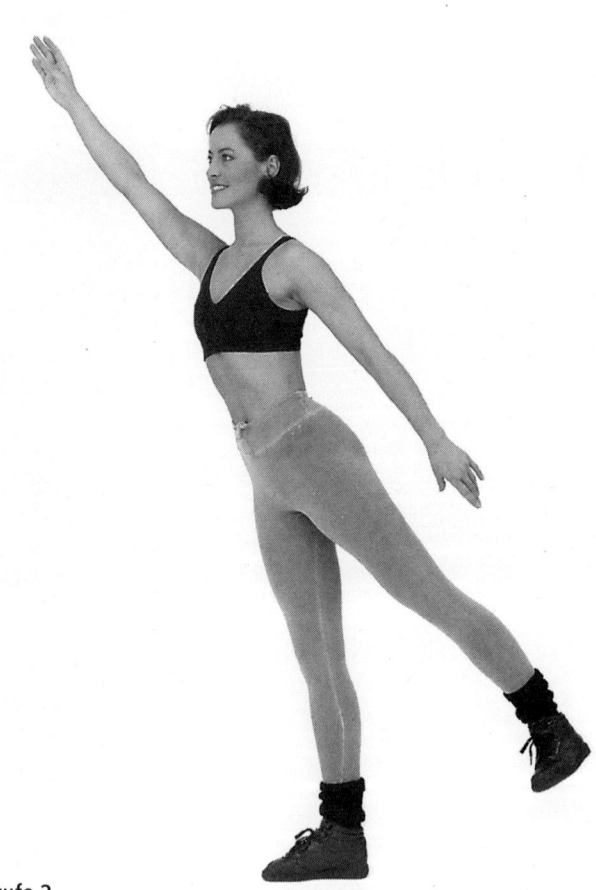

	Stufe 1	Stufe 2
Wdh.	8–10	10–12
Pause	–	30 sec
Wdh.	–	10–12

Rückentrainer:
Entspannung und Entlastung

Diese Übungen führen Sie am besten immer am Ende Ihrer Übungszeit durch. Sie verhelfen Ihnen leicht zu einer körperlichen und psychischen Entspannung.

Ziehen Sie die Beine ganz nah zum Körper. Verbleiben Sie für 1–2 Minuten in dieser Stellung, und spüren Sie ganz bewußt die entspannende Wirkung der Übung.

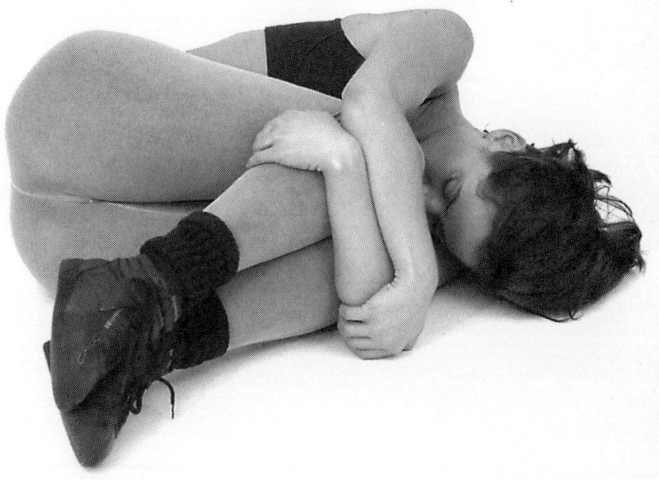

Die Rückenlage entspannt Sie in 2–5 Minuten.

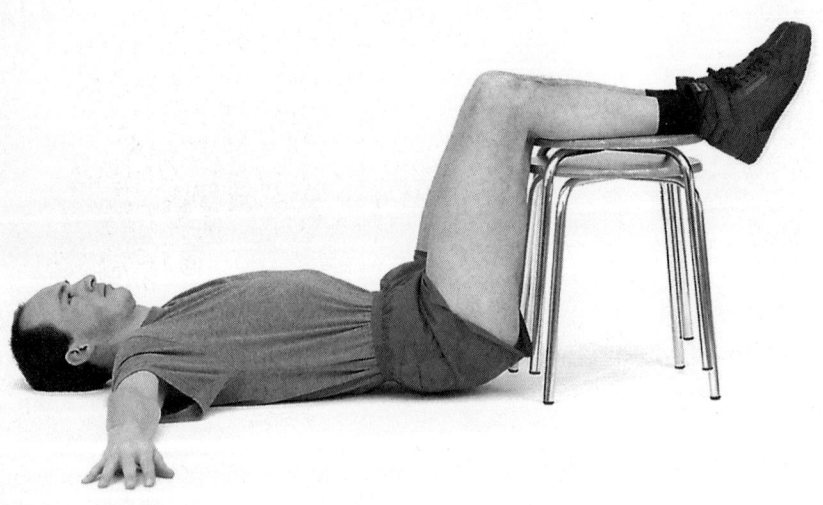

Lassen Sie Ihren Oberkörper zwischen die Beine fallen. Verbleiben Sie für 1–2 Minuten in dieser Stellung, und spüren Sie die entspannende Wirkung der Übung.

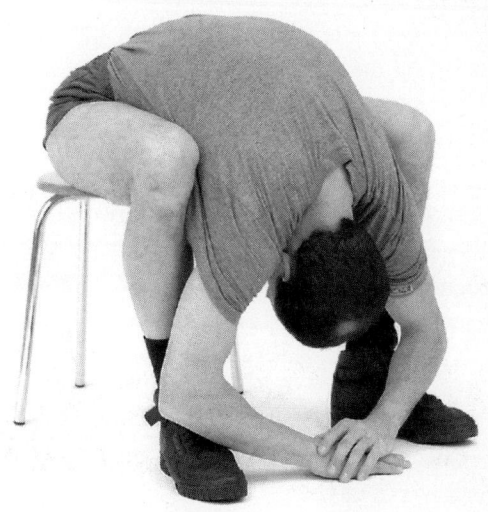

Programme

Die Programme sind in erster Linie nach den Anforderungen und den gewünschten Wirkungen zusammengestellt. Sie müssen nicht schon zu Beginn alle Übungen komplett machen. Suchen Sie sich Übungen aus und versuchen Sie Ihre Fitneß so weit zu steigern, daß es Ihnen gelingt, das gesamte Übungsprogramm zu absolvieren. Wenn Sie soweit sind, dann wechseln Sie von der Anfängerstufe zur Fortgeschrittenenstufe.

Programm für Anfänger

Bevor Sie die eigentlichen Übungsprogramme durchführen, sollten Sie auf jeden Fall die Übungen zum «Selbsterspüren» durchführen (vgl. Übungen S. 22 bis 33.) Durch diese Übungen entwickeln Sie ein Gespür dafür, worauf man bei den Übungen besonders achten sollte.

Warm-up: 2 – 3 – 5
Dehnen für die Beweglichkeit: 1 – 10 – 11 – 12 – 16 – 19 – 23 – 26 – 28
Kraft für die Stabilität: 30 – 34 – 37 – 38 – 39 – 42 – 44 – 51 – 56 – 60 – 67 – 68 – 71 – 77 – 78 – 79
Entspannung: 80 – 81

Programm für Fortgeschrittene

Nachdem Sie Übungen für Anfänger gut beherrschen, können Sie nun zu den etwas schwierigeren Übungen wechseln. Fangen Sie auch hier mit einer Auswahl der vorgeschlagenen Übungen an. Nach einiger Zeit sollten Sie soweit sein, daß Siew das komplette Programm absolvieren können.

Warm-up: 1 – 2 – 4 – 5
Dehnen für die Beweglichkeit: 7 – 9 – 10 – 11 – 12 – 15 – 20 – 23 – 24 – 25 – 27 – 28
Kraft für die Stabilität: 31 – 32 – 35 – 37 – 38 – 43 – 45 – 47 – 49 – 52 – 53 – 55 – 57 – 59 – 61 – 65 – 69 – 74 – 76
Entspannung: 80 – 81 – 82

Literaturhinweise

Appell, H.-J./Stang-Voss, C.: Funktionelle Anatomie. München 1986.

Binkowski, H./Huber, G. (Hrsg.): Gymnastik in der Therapie. Kleine Schriftenreihe des Deutschen Verbandes für Gesundheitssport und Sporttherapie, Band 4. Waldenburg 1993.

Binkowski, H./Huber, G. (Hrsg.): Die Wirbelsäule. Kleine Schriftenreihe des Deutschen Verbandes für Gesundheitssport und Sporttherapie, Band 2. Köln 1990.

Bonati, A. O./Linde, S.: Schluß mit den Rückenschmerzen. Reinbek bei Hamburg 1994.

Fibas, W. (Hrsg.): Bewegungsapparat I. Stuttgart/New York 1992.

Freiwald, J.: Aufwärmen im Sport. Reinbek bei Hamburg 1991.

Freiwald, J.: Fitneß für Männer. Reinbek bei Hamburg 1991.

Freiwald, J.: Prävention und Rehabilitation im Sport. Reinbek bei Hamburg 1989.

Frisch, H.: Programmierte Untersuchung des Bewegungsapparates. Berlin 1989.

Cotta, H.: Der Mensch ist so jung wie seine Gelenke. München 1988.

DeToia, M./Steinau, M. (Hrsg.): Kaputte Gelenke. Schicksal oder Chance? Frechen 1993.

Kempf, H.-D.: Die Rückenschule. Reinbek bei Hamburg 1990.

Kempf, H.-D.: Die Sitzschule. Das Programm für Alltag und Beruf. Reinbek bei Hamburg 1994.

Kempf, H.-D./Fischer, J.: Rückenschule für Kinder. Reinbek bei Hamburg 1993.

Krämer, J.: Bandscheibenbedingte Erkrankungen. Stuttgart/New York 1986.

Letuwnik, S.: Bodytrainer Brust und Arme. Reinbek bei Hamburg 1993.

Letuwnik, S.: Bodytrainer Bauch, Taille, Hüfte. Reinbek bei Hamburg 1993.

Letuwnik, S.: Bodytrainer Po und Beine. Reinbek bei Hamburg 1993.

Nentwig, G./Krämer, J./Ullrich, C.-H.: Die Rückenschule. Stuttgart 1990.

Thomann, K.-D.: Arthrose ist kein Schicksal. Stuttgart 1989.

Trunz, E./Freiwald, J./Konrad, P.: Fit durch Muskeltraining. Reinbek bei Hamburg 1992.

Vu Chi, Tran: Heilen durch Bewegung. Reinbek bei Hamburg 1994.

White, A. A.: Das Kreuz mit dem Rücken. München 1992.

Autoren

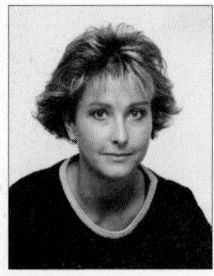

Sabine Letuwnik, Jahrgang 1963, ist staatlich geprüfte Gymnastiklehrerin. Nach ihrer Ausbildung sammelte sie als Fitneßtrainerin zwei Jahre Erfahrungen im Ausland. Nach Deutschland zurückgekehrt, war sie als Geschäftsführerin in einem Frauen-Fitneß-Studio tätig, bevor sie sich mit einem Frauenstudio selbständig machte. Sabine Letuwnik ist Mutter zweier Kinder.

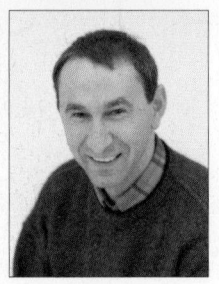

Dr. Jürgen Freiwald, Jahrgang 1957, arbeitet an der orthopädischen Universitätsklinik in Frankfurt. Er beschäftigt sich seit vielen Jahren besonders mit präventiven und rehabilitativen Maßnahmen in Sport und Medizin. Als Inhaber eines Fitneß- und Gesundheitszentrums konnte er viele praktische Erfahrungen sammeln, die er für viele wissenschaftliche Veröffentlichungen und einige Sportbücher der Autoren nutzen konnte.

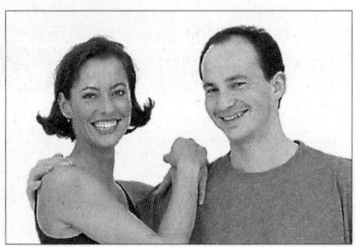

Wir danken Elke Diefenbach und Dr. Andreas Keppeler für die exzellente Präsentation der Übungen und natürlich Horst Lichte, der mit seiner fotografischen Arbeit wieder einmal für eine attraktive Optik gesorgt hat.